한약재 GMP 해설서

−한약재 제조 및 품질관리기준−

식품의약품안전처

Jinhan M&B

목 차

1. 용어의 정의 ·· 1
2. 시설 및 환경의 관리 ··· 12
   2.1. 시설관리 ·· 12
   2.2. 자동화장치 등의 관리 ·· 18
   2.3. 환경관리 ·· 10
3. 조직 ·· 20
   3.1. 조직의 구성 ·· 20
   3.2. 제조부서 책임자 ·· 21
   3.3. 품질부서 책임자 ·· 23
4. 기준서 ·· 29
   4.1. 제품표준서 ·· 31
   4.2. 제조·품질관리기준서 ·· 36
5. 문서 ·· 53
   5.1. 문서의 작성 ·· 53
   5.2. 문서의 관리 ·· 57
6. 품질관리 ·· 59
   6.1. 시험관리 ·· 59
7. 제조관리 ·· 67
   7.1. 제조공정관리 ·· 67
   7.2. 포장공정관리 ·· 72
   7.3. 반품 및 재포장 ·· 77

8. 제조위생관리 ·· 80

    8.1. 작업원의 위생 ·· 80

    8.2. 작업소의 위생관리 ·································· 81

    8.3. 제조설비의 세척 ····································· 82

9. 원료약품, 자재 및 제품의 관리 ················· 85

    9.1. 입고관리 ·· 85

    9.2. 보관관리 ·· 86

    9.3. 원료한약재의 보관관리 ·························· 89

    9.4. 출고관리 ·· 91

10. 불만처리 및 제품회수 ······························ 92

11. 자율점검 ·· 95

12. 교육 및 훈련 ·· 97

13. 실태조사 등 ··· 99

    13.1. 평가 ·· 99

    13.2. 판정 ·· 99

    13.3. 조사관 ·· 99

    13.4. 기타 ··· 100

※ 첨부 : 한약재 제조 및 품질관리 기준 ········ 101

1. 용어의 정의

> 이 기준에서 사용하는 용어의 뜻은 다음과 같다.
> 가. "제조"란 포장 및 표시작업을 포함하여 한약재를 생산하기 위하여 하는 모든 작업을 말한다.

해 설

○ 제조란 원료약품 및 자재를 가지고 완제품 생산에 관련되는 작업을 총칭하는 것으로 포장 및 표시작업도 포함한다.

참 고

○ WHO에서 정의한 생산(production)과 제조(manufacture)는 다음과 같다.

WHO

production
All operations involved in the preparation of a pharmaceutical product, from receipt of materials, through processing, packaging and repackaging, labelling and relabelling, to completion of the finished product.

manufacture
All operations of purchase of materials and products, production, quality control, release, storage and distribution of pharmaceutical products, and the related controls.

manufacturer
A company that carries out operations such as production, packaging, repackaging, labelling and relabelling of pharmaceuticals.

- 생산(Production)이란 원료 수령부터 제조공정, 포장, 재포장, 라벨링, 재라벨링 등을 포함하여 최종 제품 생산이 종료할 때까지 의약품 제제화에 수반되는 모든 조작을 말한다.

- 제조(Manufacture)란 원자재의 구매, 생산, 품질관리, 유통, 저장, 배급 및 이와 관련된 관리를 포함하는 모든 조작을 말한다.

> 나. "원료한약재"란 동물, 식물 또는 광물에서 채취된 것으로서 한약재의 원료로 사용하기 위한 세척·선별·절단 등 가공을 하지 않은 상태의 것을 말한다.

> 다. "원료약품"이란 완제품의 제조에 사용되는 물질(자재는 제외한다)을 말하며, 완제품에 남아 있지 않은 물질을 포함한다.

해 설

○ "원료약품"은 완제품 제조에 사용되는 모든 물질을 총칭하며, 포제공정에서 사용되는 첨가제 및 추출농축 후 제거되는 용매 등을 포함한다.

○ 제조공정 중에 사용하는 물(세척, 가습 등)과 포제공정에서 사용하는 술, 생강즙, 꿀 등도 원료약품에 해당한다.

참 고

CFR 210

(3) **Component** means any ingredient intended for use in the manufacture of a drug product, including those that may not appear in such drug product.

> 라. "자재"란 포장과 표시작업에 사용되는 용기, 표시재료, 첨부문서, 포장재료 등을 말한다.

해 설

○ "용기"는 대한민국약전 통칙에 의하여 정의하며, 그 마개와 패킹도 용기의 일부로 본다. 또한 완제품 포장에 첨부할 수 있는 계량용 스푼 등도 소비자에 의하여 의약품과 직접 접촉하게 되므로 용기에 준하여 관리한다.

> **참 고**

> **ICH Q7**
>
> **Packaging Material**
> Any material intended to protect an intermediate or API during storage and transport.

> **WHO**
>
> **Packaging material**
> Any material, including printed material, employed in the packaging of a pharmaceutical, but excluding any outer packaging used for transportation or shipment. Packaging materials are referred to as primary or secondary according to whether or not they are intended to be in direct contact with the product.

> **EU**
>
> **PACKAGING MATERIAL**
> Any material employed in the packaging of a medicinal product, excluding any outer packaging used for transportation or shipment. Packaging materials are referred to as primary or secondary according to whether or not they are intended to be in direct contact with the product.

마. "반제품"이란 제조공정 단계에 있는 것으로서 필요한 제조공정을 더 거쳐야 완제품이 되는 것을 말한다.

> **해 설**

○ 반제품 : 제조 후 포장(표시작업)이 완료되기 이전 상태의 것이다.

바. "완제품"이란 한약재 제조에서 모든 제조공정이 완료된 것을 말한다.

> **해 설**

○ 완제품 : 포장공정까지 모든 제조공정이 완료된 것을 말한다.

> 참 고

```
ICH Q7
```
Drug (Medicinal) Product
The dosage form in the final immediate packaging intended for marketing.

- (의)약품이란 판매목적으로 최종적으로 적절하게 포장된 제형을 말한다.

```
CFR 210
```
(4) **Drug product** means a finished dosage form, for example, tablet, capsule, solution, etc., that contains an active drug ingredient generally, but not necessarily, in association with inactive ingredients. The term also includes a finished dosage form that does not contain an active ingredient but is intended to be used as a placebo.

- 약품(Drug product)이란 정제, 캡슐제, 액제 등과 같이 완성된 제형을 갖춘 것을 말하는 것으로서 약효가 없는 원료약품을 포함해서 (반드시 그렇지 않을 수도 있다) 주성분을 함유한 것을 말한다. 주성분을 함유하지 아니한 완성된 제형으로서 위약(placebo)으로 사용하는 것도 포함된다.

> **사. "관리번호"란 제조단위를 부여할 수 없는 자재 등을 관리하기 위하여 부여한 번호로서 숫자·문자 또는 이들을 조합한 것을 말한다.**

> 해 설

○ 관리번호는 입고되는 자재 등에 대하여 균질한 품질관리를 위하여 부여하는 것으로 제조번호와는 다르다.

○ 기원, 산지, 채취시기 등 서로 다른 정보가 있을 경우 각각 관리번호를 부여하는 것이 타당하다. 납품업자가 동일인이고 한 번에 납품했다고 하여 1개의 관리번호를 부여하는 것은 타당하지 않으며, 생산지를 중심으로 기원, 재배기간, 채집시기 등에 따라 각각 부여하는 것이 타당하다.

- 단순히 납품받은 날짜(예 : 2004년 10월 9일 받은 당귀 20kg 포장 20포에 대하여 20041009)를 관리번호로 부여하는 경우도 있으나 만약 당귀 10포는

A업체가, 나머지 10포는 B농장이 납품한 경우라면 출처가 다르므로 각각의 관리번호를 부여해야 한다.

○ 수입원료는 GAP인증서, 원산지증명서, 외국 제조업소에서 발행하는 시험성적서 등을 통하여 재배 및 수확량과 가공생산량을 예측하여 관리번호를 부여한다.

○ 관리번호를 부여하는 목적은 품질의 균질성을 가진 집단을 일관되게 관리하기 위한 것으로, 번호를 부여하는 방법에는 일정한 체계가 있어야 하며 그 체계는 사내 규정으로 정한다.

(예) 30021-12-001-K-A-10

30021:고유코드, 12:연도 끝 두자리, 001:입고순서

K:기원, A:재배(원산)지, 10:채취시기

○ 관리번호는 표준품, 시약, 조제시약, 배지, 조제배지, 위수탁 반제품, 생산과 시험장비 등의 재고 관리와 사용기간 관리 목적으로 별도의 관리번호(기기번호)를 지정하는 등 필요한 목적에 따라 다양한 형태로 사용되어 질 수 있다.

> **아. "제조단위" 또는 "로트"란 동일한 제조공정으로 제조되어 일정수준의 균질성을 가지는 한약재의 일정한 분량을 말한다.**

해 설

○ 로트(Lot) 와 뱃치(Batch) : 제조단위를 lot 또는 batch로 표현 한다.

○ 제조단위는 다음과 같이 구성한다.

- 완제품의 경우 : 어떤 그룹을 같은 제조단위로 하기 위해서는 그 그룹이 균질성을 갖는다는 것을 나타내는 과학적 근거가 있어야 한다.

- 하나의 로트로 공정을 시작하였는데 어떤 사유로 인해 다음 공정에서 2개 이상의 서브로트로(예 : 밀구, 주침 등 분할작업 하는 경우) 나누어져야 할 때 이를 서브로트로(또는 개별 로트로)하고 -1, -2 등 적절한 표시를 하여 관리하고 추적이 가능하도록 하여야 한다.

> **참 고**

CFR 210

(10) **Lot** means a batch, or a specific identified portion of a batch, having uniform character and quality within specified limits; or, in the case of a drug product produced by continuous process, it is a specific identified amount produced in a unit of time or quantity in a manner that assures its having uniform character and quality within specified limits.

ICH Q7

Batch (or Lot)
A specific quantity of material produced in a process or series of processes so that it is expected to be homogeneous within specified limits. In the case of continuous production, a batch may correspond to a defined fraction of the production. The batch size can be defined either by a fixed quantity or by the amount produced in a fixed time interval.

WHO

batch (or lot)
A defined quantity of starting material, packaging material, or product processed in a single process or series of processes so that it is expected to be homogeneous. It may sometimes be necessary to divide a batch into a number of sub-batches, which are later brought together to form a final homogeneous batch. In the case of terminal sterilization, the batch size is determined by the capacity of the autoclave. In continuous manufacture, the batch must correspond to a defined fraction of the production, characterized by its intended homogeneity. The batch size can be defined either as a fixed quantity or as the amount produced in a fixed time interval.

EU

BATCH (OR LOT)
A defined quantity of starting material, packaging material or product processed in one process or series of processes so that it could be expected to be homogeneous.
Note To complete certain stages of manufacture, it may be necessary to divide a batch into a number of sub batches, which are later brought together to form a final homogeneous batch. In the case of continuous manufacture, the batch must correspond to a defined fraction of the production, characterised by its intended homogeneity.
For control of the finished product, the following definition has been given in Annex 1 of Directive 2001/83/EC as amended by Directive 2003/63/EC: 'For the control of the finished product, a batch of a proprietary medicinal product comprises all the units of a pharmaceutical form which are made from the same initial mass of material and have undergone a single series of manufacturing operations or a single sterilisation operation or, in the case of a continuous production process, all the units manufactured in a given period of time'.

1. 용어의 정의

> 자. "제조번호" 또는 "로트번호"란 일정한 제조단위분에 대하여 제조관리 및 출하에 관한 모든 사항을 확인할 수 있도록 표시된 번호로서 숫자·문자 또는 이들을 조합한 것을 말한다.

해 설

○ 제조번호 또는 로트번호를 부여하는 목적은 품질의 균질성을 가진 집단을 일관되게 관리하기 위한 것으로, 번호를 부여하는 방법에는 일정한 체계가 있어야 하며 그 체계는 기준서에 규정으로 정한다.

○ 제조단위란 동일한 제조공정으로 제조되어 균질성을 가지는 완제품의 일정한 분량을 말하므로 동일한 제조번호(로트)가 부여된 분량은 "동일한 제조공정"을 거친 "균등한 품질"을 갖는다. "동일한(identical)품질"이라고 표현하지 않는 이유는 개개의 단위의 계량화된 품질은 일정 범위 안에서 변화가 있을 수 있기 때문이다.

참 고

CFR 210

(11) **Lot number, control number, or batch number** means any distinctive combination of letters, numbers, or symbols, or any combination of them, from which the complete history of the manufacture, processing, packing, holding, and distribution of a batch or lot of drug product or other material can be determined.

ICH Q7

Batch Number (or Lot Number)
A unique combination of numbers, letters, and/or symbols that identifies a batch (or lot) and from which the production and distribution history can be determined.

WHO

batch number (or lot number)
A distinctive combination of numbers and/or letters which uniquely identifies a batch on the labels, its batch records and corresponding
certificates of analysis, etc.

EU

BATCH NUMBER (OR LOT NUMBER)
A distinctive combination of numbers and/or letters which specifically identifies a batch.

> 차. "중요공정 또는 중요 기계·설비"란 제품의 품질에 영향을 미치는 공정 또는 기계·설비를 말한다.

해 설

○ 중요 기계·설비는 저울, 건조기, 절단기 등 완제품 제조에 사용되는 기계·설비를 일컫는다.

> 카. "수율"이란 이론 생산량에 대한 실 생산량의 백분율을 말한다.
> 타. "이론 생산량"이란 원료약품의 투입량으로부터 이론적으로 계산된 반제품 또는 완제품의 양을 말한다.
> 파. "실 생산량"이란 제조공정에서 실제로 얻은 양을 말한다.

해 설

○ 수율은 다음과 같은 계산식으로 나타낼 수 있다.

$$수율(\%) = \frac{실생산량}{이론생산량} \times 100$$

○ 수율은 계수와 계량으로 산출하는 방법이 있으며, 실생산량은 포장공정이 모두 종료된 질량(또는 수량)을 말하며, 이론생산량은 작업 중 장비 표면 손실이나 실수가 없이 이론적으로 정상 가동된 경우의 생산량으로서 대부분 제조지시된 양을 말한다.

참 고

CFR 210

(17) **Theoretical yield** means the quantity that would be produced at any appropriate phase of manufacture, processing, or packing of a particular drug product, based upon the quantity of components to be used, in the absence of any loss or error in actual production.

(18) **Actual yield** means the quantity that is actually produced at any appropriate phase of manufacture, processing, or packing of a particular drug product.

(19) **Percentage of theoretical yield** means the ratio of the actual yield (at any appropriate phase of manufacture, processing, or packing of a particular drug product) to the theoretical yield (at the same phase), stated as a percentage.

1. 용어의 정의

- "이론수득량(theoretical yield)"이란 실제 공정에서 어떤 손실이나 실수 없이 진행했을 때 사용된 성분의 양을 기초로 최종 의약품의 제조, 조작, 포장 등 공정에서 얻는 수득량을 말한다. 일반적인 제제화 공정에서의 이론수득량은 투입량에 대하여 거의 100% 회수 가능하지만 화학반응, 합성, 한약의 포제 공정 등에서는 이에 훨씬 미치지 못할 때가 많다.
- "실수득량(actual yield)"은 상기와 같은 실제 공정에서 얻은 양을 말한다.
- "수득율(%)"은 이론수득량에 대한 실수득량으로서 %로 표현한다.

> **ICH Q7**
>
> **Yield, Expected**
> The quantity of material or the percentage of theoretical yield anticipated at any appropriate phase of production based on previous laboratory, pilot scale, or manufacturing data.
>
> **Yield, Theoretical**
> The quantity that would be produced at any appropriate phase of production, based upon the quantity of material to be used, in the absence of any loss or error in actual production.

하. "일탈"이란 제조 또는 품질관리 과정에서 미리 정해진 기준을 벗어나 이루어진 행위를 말한다.

해 설

○ "일탈"은 애초에 설정된 제조조건 또는 시험조건에서 벗어난 모든 경우를 말하는 것으로 장비의 가동조건, 사람, 환경, 사용기구 등이 모두 원인이 될 수 있다. 이러한 변수가 발생한 경우 당해 공정검사 또는 시험결과가 기존 결과와 동일한 경우에는 정상가동으로 판정할 수 있으나, 기준과 다를 경우에는 "기준일탈"로 해석한다.

참 고

> **ICH Q7**
>
> **Deviation**
> Departure from an approved instruction or established standard.

- 일탈(편차, Deviation)은 기설정된 기준 내지 표준으로부터 벌어진 범위를 말한다.

한약재 제조 및 품질관리기준

> **거. "기준일탈"이란 시험의 결과가 미리 정해진 시험기준을 벗어난 경우를 말한다.**

해 설

○ "기준일탈"은 기준(허용범위 포함)치를 벗어났음을 의미하며 그 결과는 "부적합"으로 판정된다.

○ 기준일탈 발생 시에는 그 원인을 반드시 규명하여야 하며 발생시기부터 처리절차 및 완료까지 회의록을 포함하여 일련의 기록을 유지하여야 한다.

○ 사람에 의한 기준일탈은 재교육과 일의 적합성 평가, 장비의 경우 수리보완 및 적격성평가(OQ, PQ)와 필요한 경우 SOP의 변경, 정전은 이에 대한 보완조치 등 구체적인 대응책을 필요로 한다.

참 고

ICH Q7

6.72 All **deviation,** investigation, and **OOS** reports should be reviewed as part of the batch record review before the batch is released.
8.36 **Out-of-specification (OOS)** investigations are not normally needed for in-process tests that are performed for the purpose of monitoring and/or adjusting the process.

- 모든 일탈과 조사 및 OOS 보고서는 해당 제조단위를 출하하기 전에 제조기록서의 한 부분으로서 반드시 재검토되어야 한다.
- OOS 조사연구는 해당 공정을 조율하거나 모니터링할 목적으로 수행되는 공정검사에는 반드시 적용하는 것은 아니다.

ICH Q7

11.15 Any **out-of-specification** result obtained should be investigated and documented according to a procedure. This procedure should require analysis of the data, assessment of whether a significant problem exists, allocation of the tasks for corrective actions, and conclusions. Any resampling and/or retesting after **OOS** results should be performed according to a documented procedure.

- OOS 결과물은 공정에 따라 반드시 조사되고 문서화되어야 한다. 이러한 조작은 데이터

분석과 어떤 중요한 문제점의 발견, 정확한 동작을 위한 업무분장을 위해 반드시 필요하다. OOS 발생 후 재채검이나 재시험은 문서에 의해 시행되어져야 한다.

> **WHO**
>
> 17.13 **Out-of-specification** results obtained during testing of materials or products should be investigated in accordance with an approved procedure. Records should be maintained.

- 원료 또는 제품을 시험하는 동안 얻어진 OOS의 결과는 개선된 조건에 따라 조사되어져야 한다. 그 기록들은 보존되어져야 한다.

> **너. "교정"**이란 계측기, 시험기기 또는 기록계가 나타내는 값과 표준기기의 참값을 비교하여 오차가 허용범위 내에 있음을 확인하고, 허용오차범위를 벗어나는 경우 허용범위 내에 들도록 조정하는 것을 말한다.

해 설

○ "교정"은 정의에서 말한 바와 같이 모든 계측기·계량기에 참값을 표시하도록 눈금(디지탈 장비도 포함)이 표시되어 있으며 그 표시값이 실제값에 일치하도록 조정하는 행위를 말한다.

○ 이러한 기구들은 사용 중 환경과 열에 의한 산화, 노화, 팽창과 수축을 반복하면서 표시량이 달라지게 되므로 정기적인 교정을 통하여 원위치(reset)시킬 필요가 있다.

2. 시설 및 환경의 관리

2.1. 시설관리

> 한약재 제조소는 「의약품 등의 제조업 및 수입자의 시설기준령」에서 정한 시설기준에 맞도록 필요시설을 갖추어야 하며, 다음 각 목에 따라 정기적으로 점검하여 한약재의 제조 및 품질관리에 지장이 없도록 유지·관리하고 해당내용을 기록하여야 한다.

해 설

○ 한약재 제조소 시설은 <u>「의약품 등의 제조업 및 수입자의 시설기준령」</u> 제3조(의약품 등 제조소의 시설 기준 등)에 정한대로 구비하여야 한다.

○ 한약재 제조소에는 통상 보관창고(원료, 자재, 완제품 및 필요한 경우 반제품), 작업실(세척실 및 선별실, 건조실, 포장실, 포제실 등), 시험실, 부대시설(갱의실 및 휴게실, 화장실 등) 등의 시설을 갖추어야 한다.

○ 작업소 바닥은 매끄럽고 청소하기 쉬운 에폭시 또는 폴리우레탄 재질의 바닥이 권장되며, 콘크리트나 시멘트 바닥은 장기간 사용 시 파손 내지 분진이 발생하여 2차 오염을 유발할 수 있으므로 바닥에 2차 코팅이 필요하다.

○ 정선 또는 선별 작업실은 약용부위만을 선별, 채집하는 단계로 작업 중 분진이나 흙탕물이 쉽게 발생하여 작업자의 의복을 오염시키고 온도에 따라 부패도 동시에 진행될 수 있으므로 작업장은 넓고 작업 전후 반제품들이 서로 혼입되지 않는 작업대와 적절한 반제품 보관용기가 필요하다.

○ 세척실은 배수가 잘 되고 굵은 토사나 이물 등의 제거가 용이하도록 되어 있어야 하며, 또한 하수구의 역류를 방지할 수 있어야 하고, 배수구를 통한 쥐 등의 이동을 차단할 수 있도록 설계하여야 한다.

○ 절단 작업실은 한약재를 적당한 크기로 절단할 수 있는 절단기와 작업대 및 반제품 보관용기를 구비한다. 절단 공정에서 반제품이 밖으로 튀는 현상이 많고 때로는 분진이 발생하며 절단날의 손상이 우려되므로 이에 대한 보호대책이 필요하며, 절단 날은 수시로 확인하여 절단날의 손상이 발생한 경우

2. 시설 및 환경의 관리

반드시 그 조각을 발견하여 제품에 혼입되지 않도록 주의하여야 한다.

○ 건조실은 온수, 전기, 스팀 등을 이용한 항온 건조기와 건조판 및 작업대를 구비하는 것이 바람직하며 반제품이 바닥에 떨어지지 않도록 하여야 한다. 또한 건조기의 배기가 작업실내로 유입되지 않도록 하고, 경유, 석유, 연탄 등을 이용한 직화 건조기는 품질에 영향을 미칠 수 있으므로 바람직하지 않으며 보통 60℃ 이하에서 건조한다.

○ 포제 작업실은 공통적으로 강한 화력을 직화로 사용하는 경우가 많고 연기가 나는 작업장이므로 국소배기 등 이에 적절한 환기에 주의하여야 하며, 작업 후 연기가 나고 있는 뜨거운 반제품의 급랭시설 또는 냉각설비나 환기시설을 구축하고 화재발생, 폭발 등에 주의하여야 한다.

○ 제조시설의 유지란 제조업소 전체를 대상으로 고려하는 것이며 제조 초기공정 부터 종료(원료/자재 입고부터 완제품 출하)까지 동일한 품질을 유지하기 위한 일종의 조건을 말한다. 여기에는 환경, 장비, 작업실, 보관소, 작업원, 제조지원설비 또는 부대시설 등을 포함하여 일정한 품질을 생산할 수 있는 기준 내지 상황을 포함한다.

○ 제조시설의 관리란 제조시설이 일정한 수준을 유지할 수 있도록 행하는 각종 방법을 말하는 것으로 이 행위를 위한 표준작업절차(SOP)와 그 문서 및 관리 시스템 등을 말한다.

  ※ 표준작업절차(SOP, Standard Operating Procedure) ; 제조현장에서 단위 조작 내지 단위공정을 누구나 동일하게 작업하여 결과물의 균질성을 확보할 목적으로 당해 장비, 준비사항, 소요기구, 조작조건, 조작순서, 업무의 흐름순서 등을 규정하여 문서화시킨 것이다. SOP는 제조조건 뿐만 아니라 제조지원시설, 부대시설, 시험시설, 컴퓨터 등 사람이 행하는 모든 동작과 행위가 그 대상이다.

    (예) 제조와 시험 조작 이외에도 갱의에 관한 SOP, 제조용수 사용에 관한 SOP, 세척에 관한 SOP 등을 들 수 있다.

  ※ 관리시스템 ; 제조시설 관리를 위한 정기점검 절차, 순서, 점검자, 점검자의 조치사항, 보고절차, 보완절차 등 일련의 규정, SOP, 방법과 조직을 말한다.

가. 작업소의 기계·설비는 제조공정 흐름에 따라 배치할 것

해 설

○ 작업소의 제조공정은 원료보관실 및 원료칭량에서부터 최종 제조공정 종료 및 완제품 창고까지 일련의 흐름으로 구성하여야 하며, 제조공정 중 교차오염 방지 및 제조공정의 효율성 등을 고려하여 일련 배치하는 것이 바람직하다.

○ 기계·설비 배치도를 구비하고 제품표준서에 제조공정 흐름도 등 제품의 이동경로를 표시해두는 것이 좋다.

나. 시험에 사용되는 중요 기계·설비 및 계측기에 대하여 정기적으로 교정할 것

해 설

○ 장비를 오랫동안 사용하면 노후되거나 부식 또는 팽창과 수축을 반복하면서 정상적인 표시량을 벗어나는 경우가 많으므로 정기적인 교정을 통하여 재사용하거나 교체 등의 방법으로 정상적인 제조·시험 조건을 유지해야 한다.

○ 제조 및 시험에 사용되는 중요 기계·설비 및 계측기에 대한 교정 실시와 관련하여 구체적인 교정계획서를 작성하는 것이 바람직하다. 교정계획서에는 교정 대상(기기명, 모델 등) 및 주기, 교정일자, 차기교정일자, 교정할 때 사용되는 표준계측기의 종류 및 모델, 표준계측기의 교정일자 및 차기 교정일자 등 종합적인 내용이 담겨져 있어야 한다.

○ 한약재 제조에서 주로 사용되는 저울의 경우 사용 시마다 확인·점검하는 것이 바람직하다.

○ 주요 기계·설비에 대한 교정이 이루어진 후에는 교정 기록과 결과, 그리고 결과가 기준에 벗어난 경우 원인조사 및 조치사항 등을 기록해 두어야 한다. 자체적 교정이 어려운 경우는 외부의 전문기관에 의뢰하여 교정을 받는 것이 바람직하다. 외부 전문기관에 교정을 의뢰한 경우는 교정보고서(일지)를 받아 보관하여야 한다.

다. 완제품 포장을 위한 작업실은 선별, 이물제거를 포함한 세척, 건조, 절단 및 포제를 위한 작업실과 분리할 것

해 설

○ 포장실에서 선별, 세척, 건조, 절단 등 다른 작업이 함께 이루어질 경우 교차오염 등으로 인해 품질에 영향을 미칠 수 있으므로, 포장실은 다른 작업실과 구분될 수 있도록 배치해야 한다. 다만, 선별기, 포장기가 연결된 자동포장 기계를 사용하는 경우 등 포장실 분리가 어려울 경우에는 교차오염이 발생하지 않도록 철저한 환경관리 아래 포장실을 분리하지 아니할 수 있다.

○ "작업실과 분리"란 타 작업실과 혼용되지 아니하도록 벽을 설치하여 실내가 밀폐된 상태가 바람직하며, 타 작업실에서 직접 포장실로 들어오는 경우 전실을 설치하거나 반제품보관실을 중간에 설치하여 타 작업실과 포장실이 구분될 수 있게 배치하는 것이 좋다.

라. 이물제거, 건조, 절단, 세척 등을 위한 적절한 기계 또는 설비를 갖출 것 (해당 공정이 있는 경우에 한정한다)

해 설

○ 품목허가증 및 품목신고필증의 제조방법에 따른 제조공정에 필요한 장비를 반드시 구비하여야 하고 특히 포제 공정이 필요한 경우 포제에 필요한 장비를 구비하여야 한다.

○ 분진이 발생하기 쉬운 절단 등의 공정에는 적절한 배기장치를 설치하여야 한다.

○ 건조기는 직화열을 피하고 간접열을 사용해야 하고, 필요한 경우 양건 할 수 있으며 충분한 환기시설을 갖추어야 한다.

마. 필요한 경우 금속을 검출할 수 있는 금속감지기를 설치할 것

> **해 설**

○ 절단, 포제 등 제조공정 중 금속파편이 들어갈 수 있으므로 필요한 경우 금속감지기를 설치하는 것이 바람직하다. 특히 녹용, 녹각 등 재질이 단단한 약재의 절단 시 절단날의 파손이 발생할 수 있으므로 유의해야 한다.

○ 금속감지기라 함은 자석 등을 이용하여 금속을 감지하여 제거하는 장치를 말하며, 검출감도와 정상가동 여부를 정기적으로 확인 및 관리하여야 한다.

바. 원료약품과 완제품을 필요한 보관조건에 따라 보관할 수 있는 시설을 갖출 것

> **해 설**

○ 원료약품(원료한약재 포함) 및 완제품의 물성을 고려하여 품질에 영향을 미치지 않는 보관조건을 설정하여 필요한 시설 및 설비를 갖추어야 하며, 보관조건에 따라 구획하여 보관하는 것이 바람직하다. 다만, 보관소가 뒤섞일 우려가 없도록 적절하게 설비된 경우 구획하지 아니할 수 있다.

○ '대한민국약전' 및 '대한민국약전외한약(생약)규격집'에 따라 정유함량 시험을 하도록 한 품목, 신선품을 사용하는 품목, 동물유래 품목, 종자류 품목, 열매류 품목, <u>곰팡이독소 시험 적용대상 품목</u> 등은 냉소 보관이 가능한 적절한 시설 및 설비를 갖추는 것이 타당하며, 시설 및 설비를 구비하는 경우 제조하는 품목 수 및 제조량 등을 고려하여 충분한 규모로 한다.

○ 보관조건 중 온도조건은 '대한민국약전' 통칙 정의에 따라 냉소 1~15℃, 상온 15~25℃, 실온 1~30℃를 말한다.

○ 각 보관소는 작업동선을 고려하여 작업장 주변에 위치하는 것이 좋다.

> **참 고**

- "분리"란 다른 건물이거나, 같은 건물 안의 공간이 벽에 의하여 구분되어 작업원의

출입구역이나 공기 조절장치가 따로 되어 있는 상태를 말한다.
- "구획"이란 칸막이 등으로 나누어져 의약품이 교차오염이 일어나거나 섞이지 아니하도록 관리할 수 있는 상태를 말한다.
- "구분"이란 선이나 간격을 두어서 의약품이 혼동되지 아니하도록 구별하여 관리할 수 있는 상태를 말한다.

사. 보관소는 환기(통풍)가 잘되고 직사광선을 차단할 수 있을 것

해 설

○ 원료한약재 등 보관소는 한약재가 부패되거나 변질되지 않고, 작업원의 건강에 영향을 미치지 않도록 적절한 환기조건을 설정하여 주기적으로 환기되어야 한다.

○ 일반적으로 한약재는 햇빛에 직접 노출되면 변질될 우려가 있고, 햇빛에 의해 보관소의 온도가 높아질 우려가 있으므로 직사광선을 차광하여 보관하는 것이 바람직하다.

아. 쥐, 해충, 먼지 등을 막을 수 있는 시설을 갖출 것

해 설

○ 한약재는 쥐와 해충 등의 먹이 및 서식지로 이용될 수 있어 쥐와 해충 등이 유입될 가능성이 크므로, 방충·방서 시설을 반드시 갖추어야 한다.

○ 보관소 및 작업실의 문은 항상 닫아두고 출입시에만 개방하도록 하며, 외부와 직접적으로 개방된 출입문에는 방충망이나 에어커튼 등을 설치하는 것이 바람직하다.

○ 보관소의 통풍을 위하여 외부로 통풍구를 설치하는 경우는 방충망 등으로 쥐와 해충의 유입을 차단하며, 야간에는 작업소의 빛이 밖으로 유출되지 않도록 관리하여 해충의 유인을 방지하는 것이 좋다.

한약재 제조 및 품질관리기준

2.2. 자동화장치 등의 관리

> 가. 제조 및 품질관리에 자동화장치 등(컴퓨터나 관련 시스템을 포함한다. 이하 같다)을 사용할 경우에는 계획을 수립하여 정기적으로 교정 및 성능점검을 하고 기록할 것

해 설

○ 자동화장치는 물리적 역학에 의한 연동장치뿐만 아니라 프로그램에 의해 작동되는 장치도 포함한다. 물리적 역학에 의한 연동장치는 마이크로스위치, 컨베이어, 전기회로, 아이마크 등 기계적인 연결로 되어 있는 경우이며, 프로그램에 의해 작동되는 제어장치는 별도의 운영 프로그램이 만들어져 제어하는 시스템이다.

○ 자동화 장치는 장기 사용 시 노후화 또는 일시적인 부품 결함에 의한 오류를 일으킬 우려가 있으므로, 이에 대한 정기적인 교정 내지 성능검사(조작 및 운전 적격성 평가)를 실시하여야 하며 계획서를 작성하여 운영하여야 한다.

○ 계획서에는 기계·설비 및 측정기기와 동일하게 교정 대상, 교정주기, 교정 일자, 교정방법, 기준이탈시 조치사항 등 종합적인 내용이 담겨져 있어야 한다.

○ 자동화장치에 대한 교정 후에는 해당 내용에 대한 기록을 보관하여야 하며, 교정 결과가 기준에 벗어난 경우 원인조사 및 조치사항 등을 기록해두고 계획에 따라 조치하여야 한다.

> 나. 자동화장치 등의 기록 변경은 권한이 있는 사람만 할 수 있도록 하고 적절하게 관리할 것

해 설

○ 자동화장치는 인위적 조작이나 변경을 방지하기 위하여 접근 권한을 부여하는 것이 좋다.

○ 자동화장치는 오작동에 의해 손상되는 경우가 있으므로 전산전문가를 배치하거나 전문업체에 위탁하여 시스템을 관리하는 것이 필요하다. 또한 바이러스에

의한 피해를 막기 위하여 바이러스 차단 프로그램을 설치하여 사용하여야 한다.

> **다. 자동화장치 등에 의한 모든 기록은 별도로 저장·보관하여야 하고, 이 경우 출력물이나 테이프 및 마이크로필름 등과 같은 대체 시스템을 이용하여 별도로 보관된 자료가 유실되지 않도록 관리할 것**

해 설

○ 자동화장치는 오작동 또는 바이러스에 의하여 손상될 경우 모든 자료가 유실될 가능성이 있으므로 대체시스템을 이용하여 따로 자료를 보관하여야 하며, 이 자료가 원본의 역할을 한다.

○ 별도로 보관된 자료는 원본의 역할을 하므로 파일관리를 철저히 하기 위해서 백업파일 또는 대체물(CD 등)에 back-up 날짜를 기록하고, 작업자 또는 확인자 서명, 확인도장 등으로 날인하여 보관하는 것도 좋다.

2.3. 환경관리

> **제조조건과 보관조건에 적절한 온도 및 습도가 유지되도록 정기적으로 점검할 것**

해 설

○ 작업실과 보관소는 취급하는 제품의 품질에 영향을 미치지 않는 알맞은 온도와 필요시 습도를 미리 결정하고 그에 따라 관리한다.

3. 조직

3.1. 조직의 구성

> 가. 제조소에 제조부서 및 품질부서를 총괄하는 제조관리자(「약사법」제36조 제3항에 따른 제조관리자)를 두어야 하며, 이 기준에 대한 충분한 지식과 한약재에 대한 전문지식을 가지고 있고 한약재를 감별할 수 있어야 한다.

해 설

○ 「약사법」 제36조 제3항에서 정하는 자격을 갖춘 제조관리자를 두어야한다.

○ 제조관리자는 각각 독립된 제조부서 및 품질부서를 총괄하여 양질의 한약재가 제조·품질관리 될 수 있도록 하여야 한다.

> 나. 제조소에 서로 독립된 제조부서와 품질부서를 두고 이 기준에 대한 충분한 지식을 가지고 있는 책임자를 각각 두어야 하며, 이 경우 겸직해서는 안 된다.

해 설

○ 제조부서 책임자는 한약재의 제조를 관리감독 할 수 있도록 충분한 지식을 갖추어야 한다.

○ 품질부서 책임자는 한약재의 품질을 관리감독 할 수 있도록 충분한 지식을 갖추어야 한다. 품질관리를 위탁하는 경우에도, 품질부서 책임자는 위탁한 품질관리 결과를 평가하고 승인하여야 한다.

○ 한약재 제조를 위한 제조부서 책임자와 품질부서 책임자의 권한과 책임을 명확히 구분하고 독립시킴으로써 상호 견제하여 양질의 한약재를 제조하도록 하여야 한다.

○ 제조부서와 품질부서의 책임자에 대한 책임과 권한 등 업무분장을 문서로

규정하여야 한다.

> **참 고**

약사법 [법률 제12074호, 2013. 8. 13.]

※ 제36조(의약품등의 제조 관리자) ...(생략)... ③ 의약품등의 제조업자는 제1항 또는 제2항에 따라 의약품등의 제조 업무를 관리하는 자(이하 "제조관리자"라 한다)를 두려는 경우에는 총리령으로 정하는 바에 따라 식품의약품안전처장에게 신고하여야 한다.

다. 제조소에는 제조관리 및 품질관리 업무를 수행할 수 있는 적절한 인원을 배치하여야 하며, 그 작업원은 이 기준 및 담당 업무에 관한 교육·훈련을 받은 사람이어야 한다.

> **해 설**

○ 완제품 생산과 품질관리에 필요한 충분한 수의 작업원을 확보하여야 한다. 일반적으로 제조부서의 책임자와 품질부서의 책임자가 독립되어 있듯이 작업원도 제조부서와 품질부서의 업무를 동시에 수행할 수 없다. 그러므로 제조부서와 품질부서 각각의 업무를 수행할 수 있는 충분한 인원을 확보하여야 한다.

○ 확보된 작업원이 각자의 담당 업무를 수행할 수 있도록 업무수행에 필요한 전문지식에 대한 교육·훈련을 실시하여야 한다.

3.2. 제조부서 책임자

제조부서 책임자는 제조공정관리, 제조위생관리 및 보관관리를 담당하는 부서의 책임자로서 다음 각 목의 사항을 이행하여야 한다.

가. 제조관리를 적절히 하기 위하여 제품표준서 및 제조·위생 관련 기준서에 성명을 적고 서명하여 승인을 받아 갖추어 두고 운영하여야 한다.

> **해 설**

○ 제조부서 책임자는 양질의 한약재를 제조하기 위한 제품표준서, 제조·품질관리기준서 등의 기준서를 관리할 권한과 의무가 있으므로, 책임자로서 각 기준서를 검토·서명하고 승인한다.

○ 기준서는 필요한 장소에 비치하여 언제든지 활용할 수 있어야 하며, 작업장에는 사본을 비치하는 것이 바람직하다.

나. 제4.1호타목의 제조지시서에 따라 작업을 지시하고 제조지시서에 따라 제조되는지를 점검·확인하여야 하며, 한약재에 일탈이 있는 경우에는 이를 조사하고 기록하여야 한다.

> **해 설**

○ 제조부서 책임자는 제조와 관련된 모든 책임과 권한을 가진다. "제조지시서에 따라 작업을 지시하고"라 함은 제조지시서를 발행하는 것을 의미하며, 반드시 제조부서 책임자의 서명이 있어야 한다.

○ 제조지시서는 작업자가 지시된 내용을 쉽게 이해할 수 있도록 구성하고, 작업자가 주관적으로 판단하는 경우가 없도록 구체적으로 작성해야 하며, 제조단위의 크기별, 작업공정별로 구분하여 작성하고 발행하여야 한다.

○ 제조부서책임자는 제조지시서에 의해 작업이 진행되는 지 여부를 공정마다 작업일시, 공정시험, 수율확인, 라벨부착 등 다양한 방법으로 점검하고 확인해야하며, 그 결과를 제조기록서에 기록 유지하여야 한다.

○ 제조공정관리 점검, 일탈 관리 : 공정의 중요한 단계마다 점검 확인하고 특히 일탈의 경우 그 정도에 따라 이를 조사한다. '점검 확인한다'라 함은 제조지시서에 지정한 단계에서 제조공정담당자 또는 공정검사담당자가 점검하고 시험하였음을 확인해야 한다는 말이다. 특히 일탈은 반드시 제조부서 책임자에게 보고해야 하며 품질부서 책임자와 함께 제품 품질에 미치는 영향을 평가하여 조사하고 기록하여야 한다.

다. 제조위생관리 및 보관관리가 규정대로 되고 있는지를 점검·확인하여야 한다.

| 해 설 |

○ 제조위생관리는 각 규정에 따라 실시 확인하여 그 결과를 기록 보존한다. 다만 제조 공정 중 벌어지는 위생관리는 작업 중에 실시간 점검 및 기록 유지 하여야 하고 필요한 경우 기록계를 부착하여 활용한다.

○ 보통 작업실과 보관소(원료, 자재, 반제품, 완제품 등)의 관리규정에 따라 온·습도 등은 매일 점검 확인하며, 작업 후 작업실과 기계·기구의 청소상태나 반제품의 표시상태 등도 매일 점검할 사항이다.

3.3. 품질부서 책임자

품질부서 책임자는 원료약품, 자재, 반제품 및 완제품의 품질관리를 담당하는 부서의 책임자로서 다음 각 목의 사항을 이행하여야 한다.

가. 품질관리를 적절히 하기 위하여 제품표준서 및 품질관련 기준서에 성명을 적고 서명하여 승인을 받아 갖추어 두고 운영하여야 한다.

| 해 설 |

○ 품질부서 책임자는 양질의 한약재를 제조하기 위한 제품표준서, 제조·품질 관리기준서 등의 기준서를 관리할 권한과 책임이 있으므로, 책임자로서 각 기준서를 검토·서명하고 승인한다.

○ 기준서는 필요한 장소에 비치하여 언제든지 활용할 수 있어야 하며, 작업장에는 사본을 비치하는 것이 좋다.

나. 제4.2호파목의 시험지시서에 따라 시험을 지시하고 시험지시서에 따라 시험이 진행되는지를 점검·확인하여야 하며, 한약재에 일탈 및 기준일탈이 있는 경우에는 이를 조사하고 기록하여야 한다.

> **해 설**

○ 품질부서 책임자는 품질관리를 위한 시험과 관련된 모든 업무에 책임과 권한을 가진다. "시험지시서에 따라 시험을 지시하고"라 함은 시험지시서를 발행하는 것을 의미하며, 반드시 품질부서 책임자의 서명이 있어야 한다. 시험지시서의 형식은 제조소의 특성에 따라 시험자가 지시된 내용을 쉽게 파악할 수 있도록 구성하여야 한다.

○ "시험지시서에 따라 시험이 진행되는지를 점검·확인하여야 하며"라 함은 시험자가 시험지시서에 따라 작업을 수행하는 지를 점검·확인하여 시험기록서에 서명하는 것을 말한다.

○ "한약재에 일탈 및 기준일탈이 있는 경우"라 함은 시험과정 중 발견된 결과의 일탈 및 기준일탈이 발생한 경우를 의미하며, 반드시 품질부서 책임자에게 보고하고 처리 절차에 따라 이를 조사하여 반드시 시험기록서에 기록·유지하여야 한다. 일반적으로 일탈 및 기준일탈이 대한 조사 및 조치는 품질부서 책임자가 실시하여야 한다.

다. 품질에 관련된 모든 문서와 절차를 검토하고 승인하여야 한다.

> **해 설**

○ "품질에 관련된 모든 문서"라 함은 제품표준서와 제조·품질관리기준서의 규정을 포함하여 제품의 품질을 증명하고 규명할 수 있는 문서, 즉 구매당시의 외부성적서와 첨부문서부터 공정시험성적서, 최종 제품에 대한 출하승인서와 불만처리기록서에 이르기까지 일련의 공정에 해당하는 문서와 일탈관리, 안정성시험관리 등에 관련한 문서를 말한다.

○ 검토와 승인 근거는 제품표준서 내지 품질관리기준서의 규정에서 정한 바에 따른다.

> **라. 제6.1호가목 및 제7.1호가목의 시험성적서 및 제조단위별 제조기록서의 내용을 검토하고 제품의 출하를 승인하여야 한다.**

해 설

○ 품질부서 책임자는 최종제품의 품질에 대한 권한과 책임이 있으므로 시험성적서, 제조기록서, 공정시험기록서 등을 검토하여 기준서에 맞게 적합하게 제조되었는지를 확인하고 제품출하 승인서를 발행하여 제품 출하를 승인한다.

> **마. 시험결과에 따라 원료약품 및 자재의 사용 여부, 제조공정의 진행 여부 또는 제품의 출하 여부를 결정하고 그 결과를 미리 정한 절차에 따라 관련부서에 통지하여야 한다.**

해 설

○ 완제품 제조에 사용되는 모든 원료약품과 자재(필요한 경우 기구나 도구 포함)의 사용여부, 제조공정의 진행여부 또는 제품의 출하 여부는 시험결과에 따라 품질부서 책임자가 결정한다. 결정된 결과는 품질관리기준서에 정한 시험결과 통보 절차에 따라 관련부서에 통지하여야 한다.

○ 여기서 "통지"라 함은 구두가 아닌 제품의 기본정보, 시험결과, 품질부서 책임자 판정결과 등이 기록된 문서를 말하며, 각 단계의 통지서는 2부를 작성하여 1부는 품질부서에서 보관하고, 1부는 제조부서 또는 관련부서로 보낸다.

> **바. 부적합품이 규정된 절차대로 처리되고 있는지를 확인하여야 한다.**

해 설

○ 품질부서 책임자는 제조·품질관리기준서에 부적합품 처리규정을 정하여 부적합품이 사용되거나 부적절하게 처리되지 않도록 관리하여야 한다.

사. 제10호의 불만처리 및 제품회수에 관한 사항을 주관하여야 한다.

해 설

○ 제품의 리콜 또는 회수는 품질부서 책임자가 결정한다. 여기에 관한 규정은 제조·품질관리기준서에 따로 정한다.

○ 불만이 발생한 경우에는 필요에 따라서 제조기록과 시험기록의 점검·확인과 보관검체의 재시험 등을 하고 그 결과에 따라 적절한 조치를 취한다. 불만처리를 신속하게 하기 위해서는 불만처리체제(영업부서, 제조관리부서, 품질관리부서를 망라한 불만처리위원회의 구성)를 갖추고 처리방법 등을 규정하고 불만처리에 의해서 얻은 자료를 제조관리 및 품질관리의 개선에 활용될 수 있도록 자세히 기록하여 보존하는 것이 바람직하다

아. 제11호의 자율점검을 계획하고 추진하여야 한다.

해 설

○ 자율점검이란 제조업소에서 정한 기준서에 의해 스스로 평가하는 것을 말한다.

○ 자율점검은 한약재 제조업자가 제조 및 품질관리과정에 대해 자율적으로 점검하여 GMP 준수상태를 파악하여 미비한 점을 스스로 개선함으로써 양질의 한약재를 생산하도록 하는데 그 목적이 있다.

○ 자율점검은 정기적으로 실시하여 제조 및 품질관리과정에 대해 평가하여야 한다. 그리고 기준일탈이나 제품회수 등의 의약품의 품질에 대한 문제발생이 빈번한 경우는 추가로 실시하여 제조 및 품질관리과정에 문제가 있는지 확인한다.

○ 자율점검 규정에는 시기, 방법, 결과의 보고, 개선권고사항에 대한 처리절차 등이 포함되어야 한다. 개선권고사항에 대해서는 사후관리를 지속적으로 실시하여 문제점이 개선될 수 있도록 해야 한다. 자율점검을 실시할 때 종전의 개선권고사항에 대한 점검을 포함하여 실시하도록 한다.

> **자. 제조 또는 시험의 수탁자와 주요 원료약품 및 자재의 제조업자를 평가하여야 한다.**

해 설

○ 품질부서 책임자는 위수탁 제조 또는 위수탁 시험의 수탁자, 주요 원료약품(원료한약재 포함) 및 자재의 제조업자를 선택할 때는 제품의 품질에 영향을 미칠 수 있는 제조환경, 품질관리 수준 등을 종합적으로 평가하여야 한다.

○ 특히, 원료한약재가 전형생약의 형태가 아니라 세척, 절단, 건조 등 일부 제조공정을 거친 형태일 경우에는 제조공정을 행한 제조업체에 대하여 제조환경, 품질관리 수준 등에 대한 관리와 평가가 필요하다.

○ 납품업자 및 수탁시험자에 대한 평가는 본 규정에서 정하는 바에 따라 시설과 조직, 처리량 등 동일한 수준으로 평가되어야 하고, 서면으로 보존되어야 한다.

참 고

※ 중국 중약음편 GMP인증 평가 항목('04년, 중국식품약품감독관리국(SFDA))

○ 3903 수입약재는 국가약품감독관리부 승인 증명서가 있는가?
 1. (서류검토) 중약재, 중약음편 공급상이 국가식품약품감독관리국 승인을 받고 그 승인 문서를 소지하고 있는가?
 2. 수입한 중약재, 중약음편은 국가식품약품감독관리국 지정 항구 및 검사기구의 약품실험보고서를 구비하였는가?

○ 4001 품질표준에 근거 생산한 중약재를 구입하고, 그 생산지는 안정적인가?
 1. (서류검토) 품질기준에 근거하여 중약재 및 중약음편을 구입했는가?
 2. 구입한 중약재 및 중약음편의 생산지는 안정적인가?
 3. 구입한 중약재 및 중약음편의 상세기록이 있고 내용은 기준에 부합한가?

○ 4002 구입한 중약재의 상세기록이 있고, 품명, 규격, 수량, 산지, 기원, 수확일(초기가공일)이 포장에 명확히 표기되어 있는가?
 1. (서류검토) 중약재 및 중약음편 공급업체의 포장 표기 관련 규정이 있는가?
 2. 현장실사
  2.1 중약재 및 중약음편 포장에 명확한 표기가 되어있는가?
  2.2 포장표시내용은 규정에 부합한가? *(이하생략)*

차. 원료약품, 자재 및 완제품의 보관조건을 지정해야 한다.

해 설

○ 모든 원료 및 완제품은 보관조건과 보관용기에 따라 그 사용기한이 달라질 수 있으므로 품질부서 책임자는 이들의 품질 보증을 위한 보관조건을 설정하여야 한다.

○ 대한민국약전 통칙에 따르면 한약재는 따로 규정이 없는 한 밀폐용기에 담아 실온보관 하도록 하고 있으나 적절한 사용기한을 정하고는 있지 않으므로 품질부서 책임자는 당사에서 사용하는 원료와 자재 및 완제품의 사용기한을 위한 적절한 시험을 실시하고 그에 적합한 보관조건을 설정하여 관리하여야 한다.

○ 특히 인습성이 강하거나 광물성 생약과 같이 조해성·풍해성이 있거나 또는 실온에서 변패가 쉬운 동물성 한약이나 강한 방향성 한약은 실온의 조건과 보편적인 습도에서 밀폐용기로 보존하기가 어려우므로 이에 대한 적극적인 조치가 필요하다.

4. 기준서

> 한약재의 제조관리와 품질관리를 적절히 이행하기 위하여 제4.1호부터 제4.2호까지의 규정에 따른 제품표준서, 제조·품질관리기준서(필요한 세부사항을 문서화한 지침 또는 방법서를 포함한다)를 작성하여 갖추어 두어야 한다.

해 설

○ 제조 및 품질관리에 필요한 세부사항을 정하여 제품표준서, 제조·품질관리기준서를 작성하여 갖추어 두어야 한다.

○ 제품표준서는 해당 품목의 제조 및 품질관리에 관한 전반적인 내용을 표준화한 문서로서 품목허가(신고)의 내용을 원칙으로 하며, 해당 제품에 대한 정보가 모두 포함되어야 한다.

○ 제조·품질관리기준서는 아래의 내용을 포함한다.
  - 제품 제조와 관련된 시설 및 기기관리, 원료약품, 자재 및 완제품 관리 등 제조전반에 관련된 사항
  - 제품의 품질관리를 효율적으로 수행하기 위하여 검체 채취방법, 품질검사, 품질검사결과의 평가 및 전달방법, 품질검사와 관련된 표준품, 시약, 장비, 보관검체 등 품질검사와 관련된 사항
  - 제조환경의 위생관리에 관한 사항으로 제조하는 한약재의 오염을 방지하기 위하여 작업소, 제조시설 및 작업원의 위생관리에 필요한 사항

4.1. 제품표준서

> 제품표준서는 품목마다 작성하며, 다음 각 목의 사항이 포함되어야 한다.
> 가. 제품명

해 설

○ 제품명은 품목허가증의 제품명을 기재하여야 한다.

○ 제품명이 복잡한 경우 관리 목적으로 사용하는 약어(줄임말) 또는 기호(Code)를 함께 기재할 수 있다.

나. 허가(신고) 연월일 및 허가(신고)사항 변경 연월일

해 설

○ 허가(신고) 연월일 및 허가(신고)사항 변경 연월일을 제품표준서에 기록하는 것은 허가(신고) 연월일 및 허가(신고)사항 변경 연월일이 제품 관련 정보의 기본이 되기 때문이다.

○ 허가증과 동일하게 이력추적이 가능하도록 작성하는 것이 좋다.

다. 효능·효과, 용법·용량 및 사용상의 주의사항

해 설

○ 효능·효과, 용법·용량, 사용상의 주의사항은 허가증에 기재된 내용과 동일하게 작성하여야 하며, 최종 사항을 정리하여 기재한다.

라. 기원(사용 부위 및 성상)

해 설

○ 한약은 자연물로서 산지와 재배방법 등에 따라 품질이 달라지고 약효에 대한 객관성이 결여되므로 철저하게 기원 관리를 하여야 한다. 특히 동속 내지 근연 동·식물을 사용하는 경우 더욱 관리의 필요성이 크다.

○ "기원(사용 부위 및 성상)"은 공정서(대한민국약전, 대한민국약전외한약(생약)규격집) 등의 기원을 바탕으로 하며, 그 특징에 대한 자료를 첨부하는 것이 좋다.

마. 육안 또는 현미경 감별기준(사진자료 등 포함) 및 평가방법

해 설

○ 성상 등은 글로 설명하기 어려우므로 사진자료를 활용하는 것이 좋으며, 성상 항에 현미경 감별 내용이 있는 경우는 현미경 자료도 첨부하는 것이 좋다.

○ 한약의 관능검사는 한약의 표준화된 품질을 확보하는 중요한 방법 중의 하나이다. 육안검사 또는 현미경 검사 시 취할 시료의 양을 포함하여 그 평가 절차와 방법을 서술한다. 식품의약품안전청에서 발간한 '한약재관능검사지침'을 참고하거나 혹은 기존한약서의 자료를 참고하되 그 출처를 명확히 해야 한다.

○ 사진을 보관할 때 기원에 대한 사진을 보관하는 것도 좋으며, 부적합품 또는 유사한약에 대한 사진도 함께 보관하는 것이 좋다.

바. 품질규격 및 위해물질 기준

해 설

○ 품질규격 및 위해물질 기준은 품목허가증의 기준 및 시험방법에 해당된다. 다만 내규로 정한 별도의 기준이 있는 경우 이에 대한 시험방법 및 기준을 기재한다.

○ '대한민국약전'과 '대한민국약전외한약(생약)규격집'에 수재되어 있는 제품의 품질규격은 품목허가증의 기준 및 시험방법에 '대한민국약전', '대한민국약전외한약(생약)규격집', '생규' 등으로 표시되어 있다.

○ 위해물질 기준은 별도의 식품의약품안전청고시로 되어 있다. 그러므로 품질 규격 및 위해물질 기준은 각 해당 공정서 및 관련 고시를 검토하여 기록 하여야 한다.

○ 공정서와 관련고시가 개정되는 경우는 최신의 내용으로 변경 관리하여야 한다.

한약재 제조 및 품질관리기준

사. 허가받은(신고한) 원료약품 및 그 분량, 제조단위당 기준량

> **해 설**

○ 허가(신고)사항에서 정한 원료약품 및 그 분량의 항을 기재하며, 제조업소의 전반적인 생산능력을 고려하여 제조단위를 산출한다.

○ 제조단위는 전체 공정에서 병목현상이 일어나지 않도록 잘 산출하여야 하며, 생산관리비용에도 영향을 미치므로 다각적인 측면에서 설정하여야 한다. 대부분의 공정은 보통 연속동작과 단속동작으로 이루어져 있는데 절단과 같이 연속 동작의 경우 1일 처리량, 건조와 같이 단속공정의 경우 장비의 1회 처리용량을 산출한 다음 가장 공통적인 생산량을 제조단위로 정한다.

아. 제조공정 흐름도, 상세한 공정별 제조방법 및 수율

> **해 설**

○ 작업자가 쉽게 공정의 흐름을 볼 수 있도록 제조공정 흐름도를 작성한다.

○ 흐름도는 하단의 그림과 같이 3단으로 나누어진 양식에 작성하는 것이 바람직하다.

○ 또한 각 공정별로 제조방법과 수율을 기재한다. 제조방법은 막연한 원리를 설명하는 것이 아니고 제조업소에서 보유하고 있는 장비와 기구명을 상세하게 기재한다.

○ 기준수율은 초기 3개의 시험생산을 통하여 산출되며, 이론 생산량과 실 생산량을 등재하고, 생산수율은 전 공정 이론 생산수율 및 실 생산수율을 등재한다.

4. 기준서

<제조공정도>

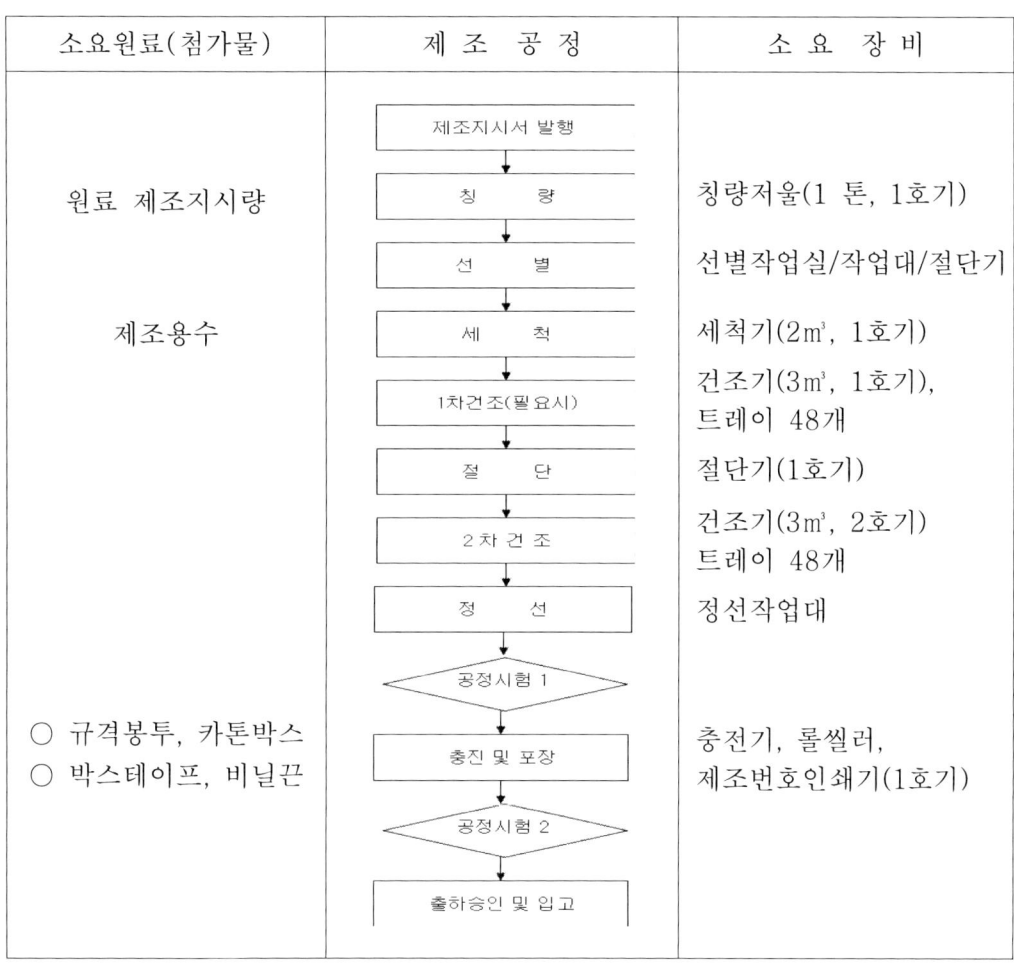

※ 해당공정이 있는 경우에 한함

자. 작업 중 주의할 사항

해 설

○ 작업 중 주의할 사항은 반제품의 성상을 포함한 작업자의 주지사항, 제품의 안정성 관련 정보 및 「근로기준법」에서 정하는 각종 산업안전과 관련한 내용을 포함하여 작성한다.

○ 중독우려 한약을 포함하여 원료약품 중 유해성이 있는 것은 그 취급상의 주의사항 뿐만 아니라 중독증상을 포함한 물질안전보건자료(MSDS : Material Safety Data Sheet)에 준한 자료와 처치방법을 기재하여 작성한다.

차. 제조관리 및 품질관리에 필요한 시설 및 기기

해 설

○ 제조관리 및 품질관리에 필요한 시설 및 기기는 제조소에 있는 모든 시설 및 기기를 말하는 것이 아니라 해당품목의 제조 및 품질관리에 필요한 기기를 의미하며 불필요한 장비나 기구는 기재하지 않는다.

○ 시설 및 기기를 기록할 때에는 품명, 모델명, 설치장소 등을 기록하며, 기구는 그 크기 및 재질을 표기하고 필요한 경우 사진을 첨부하며, 위탁하는 경우는 수탁처에 관련 자료를 받아 함께 첨부하며, 필요한 경우 사진을 첨부한다.

참 고

(예) 1. 제조소에서 보유한 경우, 2. 수탁업체가 보유한 경우

제조관리 및 품질관리에 필요한 시설 및 기기					
번호	품명	모델명	규격	설치장소	용도	비고
1	건조기	ABC	max 180℃	건조실	제조	
2	기체크로마토그래프	CDE	ECD	기기실	품질검사	위탁 업체명

카. 사용기한

> **해 설**

○ 제품의 사용기한을 명시한다.

타. 다음 사항이 포함된 제조지시서
   1) 제품표준서의 번호
   2) 제품명
   3) 제조번호, 제조연월일 및 사용기한
   4) 제조단위
   5) 사용된 원료약품의 관리번호 및 시험번호, 허가받은 원료약품의 분량 및 제조단위당 기준량
   6) 상세한 제조방법 및 작업 중 주의할 사항
   7) 공정별 수율관리기준
   8) 제조지시자 및 지시연월일

> **해 설**

○ 제품표준서가 만들어지기 전 시제품의 시험결과가 기준에 적합하여 출하 승인되는 경우 이 때 사용한 제조기록서와 시험기록서 및 그 분석 자료 사본을 첨부해 둠으로써 향후 제품표준서의 객관성을 확보할 수 있다.

파. 그 밖에 필요한 사항

> **해 설**

○ 안정성시험정보, 참고문헌, 허가(신고)근거 문헌 등을 첨부한다.

○ 원료약품이나 자재의 구입처 정보, 위탁검사기관 정보 등 제조 또는 품질관리에

추가적으로 필요한 사항을 첨부한다.

4.2. 제조·품질 관리기준서

> 제조·품질 관리기준서를 작성하여야 하며, 다음 각 목의 사항이 포함되어야 한다.
> 가. 제조공정관리에 관한 사항

해 설

○ 공정검사는 필요한 공정에 적용하며 공정이 기준서에서 정하는 바에 따라 일관되게 진행되는지를 시험을 통하여 관리하는 것을 말한다.

○ 공정검사항목
  1) 각 제조공정의 검사항목은 당해 공정의 목적에 맞고 최종 완제품의 품질을 보증 및 예측할 수 있도록 설계되어야 한다.
  2) 공정검사 항목은 허가된 완제품 시험규격에 일치하도록 관리하여야 하며 연간 품질평가 등 관련 기록을 통해 조정할 수 있다.
  3) 각 회사의 실정에 맞도록 검사항목의 선정과 검사시기·빈도 및 검사자를 조정할 수 있다.

○ 공정관리
  1) 완제품의 균일한 품질을 보증하기 위해 각 로트의 공정 중 실시하는 중간 공정관리 시험 또는 검사를 기술한 작업지침서를 비치하고 준수 하여야 한다.
  2) 공정검사의 기준은 완제품의 최종 기준과 일관성이 있어야 하며 이전 공정의 평균치와 추정되는 공정의 변화폭을 감안한 것이어야 하며 필요한 경우 적당한 통계적 기법을 적용 하여 정하여야 한다. 검체를 검사 또는 시험 하여 반제품이 완제품의 기준에 맞는다는 것을 보증하여야 한다.
  3) 품질부서는 생산공정 중, 예를 들면 중요공정단계의 시작 또는 종결시점, 또는 일정한 보관기간 후 반제품에 대하여 필요한 경우 확인, 함량, 품질 및 순도 등에 해당하는 시험을 실시해서 적부판정을 하여야 한다.
  4) 부적합 판정을 받은 반제품은 구분·표시하여 가급적 잠금장치가 있는 장소에

관리함으로써 제조 또는 가공공정에 사용되지 아니하도록 하여야 한다.

나. 시설 및 기기 관리에 관한 사항
  1) 정기적인 점검방법
  2) 작업 중인 시설 및 기기의 표시방법
  3) 고장 등 사고발생 시에 하여야 할 조치
  4) 계측기의 규격설정 및 교정방법

> **해 설**

○ 정기적인 점검방법 ; 장비는 사용 중 노후화에 의해 정기적인 소모품의 교체 내지 점검의 필요성이 있다. 제조·품질 관리기준서에는 공통적인 정기점검 원칙을 수재하고 각 장비별로 한글로 작성된 운전매뉴얼을 작성 비치하며 정기 점검을 위한 시험방법, 소모품 목록, 교체방법, 재가동 시험방법 등의 SOP를 작성한다.

○ 작업 중 표시방법 : 작업 중인 시설 및 기구에는 현재 진행되는 작업의 내용(제품명 또는 제조번호와 필요한 경우 공정명, 작업일자, 제조일자, 작업자 등)을 표시하는 방법을 정한다.

○ 고장 등 사고 : 제조 중 의도하지 않게 작업을 중단하게 될 경우 제조 중인 제품의 처리방법, 정전될 경우 조치방법 등에 대한 절차와 해당 원인조사 및 보고 절차 등을 정한다.

○ 계측기 규격, 교정방법 : 사용목적에 맞는 규격의 계측기를 정하고 그에 맞는 교정방법과 교정빈도, 교정절차 등을 사내규정으로 정한다. 필요한 경우 청소방법 기타 관리방법도 함께 정한다.

다. 원료약품 관리에 관한 사항

1) 입하 시 품명, 규격, 수량 및 포장용기의 훼손 여부에 대한 확인방법과 훼손되었을 경우 그 처리방법

2) 보관장소 및 보관방법

3) 시험결과 부적합품에 대한 처리방법

4) 취급 시의 혼동 및 오염 방지대책

5) 출고 시 선입선출(先入先出) 및 중량 또는 용량이 측정된 용기의 표시사항

6) 재고관리

7) 원료한약재의 경우에는 다음의 사항이 포함되어야 한다.

   가) 원료한약재의 기원, 원산지, 재배 및 수집, 살충제 등의 관리사항

   나) 원료한약재의 관리단위에 관한 기준

   다) 토사 등의 이물, 곰팡이 등의 미생물 오염을 방지하기 위한 적절한 시설, 방법 및 조건하에서의 저장에 대한 사항

   라) 충해를 방지하기 위하여 훈증제를 사용하는 경우 훈증제의 독성에 관한 사항과 훈증기록 보존에 관한 사항

8) 필요한 경우 자가 사용기준(품질보증방법을 포함한다)과 장기보관 시 품질 이상의 우려가 있는 경우 재시험방법

해 설

○ 원료의 입하검사 : 공급업자로부터 인수한 원료약품은 품명, 규격 및 수량이 주문한 것과 일치하는지 확인하고 수입면장, 원산지증명서 등 기원을 확인할 수 있는 자료를 확인한다.

※ 포장용기는 내용물의 품질에 영향을 미칠 정도로 오손된 것은 없는지 등을 확인하는 절차와 이상이 있을 경우 처리방법을 정한다.

※ 납품받은 포장의 원료약품명이 사내의 표준 명칭과 다를 때는 사내의 명칭으로 고쳐 표기하는 방법과 절차를 규정해야 한다.

※ 납품받은 원료약품 중 제조단위가 다른 것, 원산지가 다른 것, 채집시기가 다른 것이 섞여 있을 때는 각 단위별로 관리번호를 부여하고 시험 의뢰한다.

○ 보관장소 및 보관방법 : 원료마다 보관장소의 환경조건과 보관방법을 규정

한다. 원료창고의 경우 온도 관리를 위해 온도 조절장치, 배기 및 환기 방법을 강구하여 보관되는 제품의 품질을 유지하여야 한다. 또한, 원료보관 시에는 창고의 상단부(또는 상단 pallet place)에 넉넉한 공간을 확보하여 공기의 흐름이 막히지 않도록 유지관리 한다.

○ 시험결과 처리 : 시험결과를 통지하는 방법과 부적합품의 관리 및 처리방법을 규정한다. 부적합품은 분명히 구분되도록 표시하여 엄격하게 구별된 장소에 보관해야 한다. 분명히 구분되도록 표시한다 함은 부적합 표시라벨을 붙이는 것을 말한다. 엄격하게 구별된 장소라 함은 바코드에 의해 인식되고 밸리데이션이 된 자동창고의 경우가 아닌 이상 합격된 원료를 보관하는 장소와 구분된 장소를 의미한다.

○ 취급시의 혼동 및 오염방지대책 : 바코드에 의해 인식하는 경우가 아닌 경우에는 제조업자의 포장단위 마다 또는 최종 사용시점까지 이동하는 포장단위마다 상태 표시라벨을 붙여 혼동되는 일이 없도록 해야 한다.

※ 원료약품의 시험용 검체를 채취한 후, 사용하기 위해 칭량한 후 다시 봉함할 경우 오염의 염려가 없도록 하는 방법(검체채취방법 및 재봉함 방법)을 규정하고 이송, 칭량 과정 중에 원료를 다루는 방법을 규정한다.

○ 출고 : 출고할 때는 따로 정하는 이유가 없는 한 선입선출한다. 따로 정하는 이유란 예를 들면 출고하던 원료에 의심스러운 사항이 발견되어 조사할 일이 있다거나, 또는 완제품에 동일한 관리번호의 원료를 사용하고자 하는 경우 등이다.

○ 재고관리 : 원료 사용 중 장부상의 재고와 실제 재고가 차이가 날 수 있다. 일정 기간마다 실제 재고를 조사하여 그 차이가 어느 범위를 벗어날 경우에는 그 원인을 조사해야 하며 정당한 이유라는 것이 밝혀지면 장부의 숫자를 조정해야 한다. 이러한 조정 방법에는 일정기간에 의해 정하는 경우와 사용하는 원료의 제조단위 또는 관리단위가 소진되는 시점으로 정하는 등 원료에 따라 다르다.

○ 재시험 : 유효기간 또는 사용기간이 정해져 있는 원료약품은 제조업자가 설정한 그 유효기간을 재시험에 의하여 연장할 수는 없다. 다만 유효 기간 또는 사용기간이 일정기간(예를 들면 2년) 이상인 경우는 그 유효기간 또는

사용기간 만료 이전에 재시험하여 여전히 안정하다는 것을 확인할 필요가 있다. 또 유효기간 또는 사용기간이 정해져 있지 않은 원료는 사내에서 저장조건 등을 감안, 사용기한을 정하고 그 기간 내에 정한 주기에 따라 재시험하여 여전히 안정하다는 것을 확인한다.

라. 자재 관리에 관한 사항
  1) 입하 시 품명, 규격, 수량 및 포장의 훼손 여부에 대한 확인방법과 훼손되었을 경우 그 처리방법
  2) 보관장소 및 보관방법
  3) 시험결과 부적합품에 대한 처리방법
  4) 불출방법과 사용하고 남아서 반납된 표시재료의 수량 확인방법
  5) 표시기재사항의 변경 시 하여야 할 조치
  6) 취급 시의 혼동 및 오염 방지대책
  7) 재고관리
  8) 필요한 경우 자가 사용기준(품질보증방법을 포함한다)과 장기보관 시 외부에 노출되는 등 품질 이상의 우려가 있는 경우 재시험방법

해 설

○ 자재의 입하검사 : 공급업자로부터 인수한 자재는 품명, 규격 및 수량이 주문한 것과 일치 하는지 확인하고 포장은 내용물의 품질에 영향을 미칠 정도로 오손된 것은 없는지 등을 확인하는 절차와 이상이 있을 경우 처리방법을 정한다. 납품받은 포장의 표시는 주문자와 공급자가 약정한 사항과 같아야 한다.

○ 보관 : 원료 또는 제품과 직접 접촉하는 일차 포장재료는 원료와 같은 조건으로 보관하는 것이 바람직하며 온도·습도에 영향을 받는 자재는 그 조건을 만족시켜야 한다. 특히 표시재료의 경우 혼동하지 않도록 디자인이나 색상으로 구분할 수 있도록 하거나 전자적으로 관리할 수 있도록 한다(예를 들면 pharma code, data matrix 등). 이러한 근본적인 대책 외에 보관을 위한

표시 및 취급방법을 정한다(예를 들면 선반이나 pallet 이용 방법, 자동창고 시스템 등).

○ 시험결과 부적합품 처리 : 시험결과 부적합 판정받은 자재는 부적합품임을 분명히 표시하고(전자문서에 의한 표시 포함) 합격품과 엄격히 구별되는 방법 또는 구별되는 장소에 보관한다. 특히 부적합 표시자재는 엄격하게 취급 및 보관해야 한다.

○ 사용 후 잔량 : 수량을 정확히 확인하여 불출한 표시자재는 사용한 양과 사용 중 오손된 양을 기록으로 확인하고 남은 수량을 확인하여 유실되거나 잘못 쓰인 경우가 없음을 확인해야 한다.

○ 표시기재사항의 변경 : 품목허가 받은 표시기재사항을 변경할 경우 다음의 사항을 주의해야 한다.

※ 개정 직후 품질부서의 확인 절차 : 품목허가 사항이 바뀌어 표시자재의 인쇄 내용을 개정할 때는 품질부서에서 확인하고 승인하는 절차가 반드시 있어야 한다.

※ 개정 전후의 표시자재를 혼동하지 않도록 하는 방법을 강구한다. 표시 자재에는 개정번호를 부여하여 개정 전과 개정 후의 표시자재가 혼동 되는 일이 없도록 한다.

※ 개정한 것이 있을 경우 개정 전 표시자재 처리방법을 정한다. 개정된 표시자재를 사용하게 되면 개정 전의 표시자재는 엄격히 관리하여 폐기 해야 한다.

○ 혼동방지 : 이미 앞의 각 항에서 설명하였듯이 여러 가지 혼동방지 대책을 모색해야 한다.

※ Bar code, Pharma code 또는 data matrix 등 활용

※ 디자인, 색 등 시각적인 방법 강구

※ 분리 포장 또는 구분 보관, 자동창고 관리

※ 유사제품을 이어서 작업하거나 인접지역에서 작업하는 것은 적극 피한다.

○ 재고관리: 표시재료는 앞에서 말한 바와 같이 엄격하게 관리하고 그럴 필요가 없는 자재(예: 실리카겔, 솜 등)는 일정 주기마다 현실 재고와 장부 재고를 확인한다. 현실 재고와 장부 재고가 차이 날 경우의 재고량 조정방법을 정한다.

○ 재시험방법 : 재시험은 앞의 원료 관리 기준에 따른다.

마. 완제품 관리에 관한 사항
　　1) 입하・출하 시 승인판정의 확인방법
　　2) 보관장소 및 보관방법
　　3) 출하 시의 선입선출방법

| 해 설 |

○ 완제품의 입출고 승인 판정 확인 : 품질부서책임자는 시험결과에 따라 해당 제품이 규격에 맞음을 확인하고 제조기록서를 검토하여 제조 환경이 GMP 기준에 맞으며 그 생산과정의 여러 가지 공정변수가 정한 범위 이내로 잘 지켜지고 GMP 요구사항이 잘 지켜졌음을 확인 후 입고를 승인한다.

○ 보관 : 각 제품마다 요구되는 보관조건이 제품표준서에 정해져 있다. 완제품 보관소의 온도(필요한 경우 습도)를 모니터링한다. 모니터링 하여 만약 정해진 보관조건의 온도나 습도를 벗어난 경우가 있으면 그 심각한 정도를 고려하여 제품에 영향을 미쳤는지 여부를 확인한다.

○ 출하 : 출하할 때는 따로 정하는 이유가 없는 한 선입선출 한다. 따로 정하는 이유란 예를 들면 고객이 단일한 제조단위의 제품을 요구할 때 출하 중인 앞 번의 제조번호가 있음에도 불구하고 새로운 제조단위의 제품을 출고하는 등의 경우이다. 이 경우 출하 시 그 이유를 기재하도록 한다.

바. 작업원의 건강관리 및 건강상태의 파악·조치방법

해 설

○ 작업원의 건강 : 정기적인 건강검진에 관하여 사내규정을 정하여 특정 질환의 사람이 특정 작업을 할 수 없는 경우(예를 들면 세균을 전파할 염려가 있는 호흡기계 질환에 감염된 사람 또는 외상이 있는 사람은 제품이 노출되는 작업장 근무 불가 등)를 명시한다.

사. 작업원의 수세, 소독방법 등 위생에 관한 사항

해 설

○ 작업원의 위생 : 한약재 오염의 가장 큰 요인은 작업원이므로 작업원의 행동과 위생상태는 매우 중요하다. 작업장 출입 절차를 사내규정으로 정하고 교육·훈련한다. 수세할 시점을 정하고 사용하는 세제 또는 소독제의 종류, 사용농도, 교체주기를 정한다.

○ 기타 작업중에 위생에 관한 주의사항을 교육·훈련해야 한다. 전부 나열할 수는 없지만 중요한 교육·훈련 내용은 다음과 같다.

※ 개인 소지품(개인용 의약품 포함)이나 해당 작업에 적절치 못한 장신구(특히 반지, 시계, 목걸이 등)는 작업실에 반입하지 않는다.

※ 해당 작업에 적절치 못한 작업 이외의 행위(음식물섭취, 흡연, 개인 세탁, 낮잠 등)를 금한다. 특히 작업소에서 음식물을 섭취하는 것(껌 씹는 행위 포함)은 엄격히 금해야 한다. 다만 오염의 우려가 없도록 청결하게 관리하는 장소에서 물을 마시는 행위는 허용될 수 있다.

※ 의약품이 노출되거나 직접 의약품을 다루는 작업실의 경우 파운데이션 등 분진을 떨어뜨릴 염려가 있는 화장은 금한다.

※ 화장실 사용 이후 및 작업소에 들어가기 전에는 반드시 손을 씻는다.

※ 맨손으로 의약품을 직접 만지는 행위는 금한다.

※ 머리카락이 밖으로 나오지 않도록 모자를 따로 쓸 수 있다.

아. 작업실 등의 청소(필요한 경우 소독을 포함한다. 이하 같다) 방법 및 청소주기

해 설

○ 청소방법 : 청소방법(필요한 경우 소독방법 포함)은 그 효과를 충분히 기대할 수 있는 방법을 작업실별로 확립하고 기재한다. 세정제나 소독제를 사용할 경우는 그 잔류물을 제거하는 방법도 기재한다.

○ 청소장소 : 원료약품 및 자재, 반제품 및 완제품의 통로가 되거나 보관되는 곳, 공정이 이루어지는 곳은 물론 작업원의 통로가 되는 곳(예 : 갱의실, 화장실, 휴게실)을 일일이 지정하여 청소방법과 주기를 정한다. 이동이 불가능한 장비는 작업실에서 청소하되 가급적 해체하여 청소하며 해체된 구성품은 별도의 전용 세척실에서 세척하는 것이 바람직하다. 특히 한약재가 직접 노출되는 절단날, 건조판, 포제기구는 특히 그러하다.

○ 청소주기 : 각 작업실 또는 장소에 따라 적절한 청소 시점(예: 작업 직후, 당일 작업종료 후)과 주기(예: 월 1회)를 정한다.

자. 작업실 등의 청소에 사용하는 약품 및 기구

해 설

○ 청소용 약품 및 기구 : 작업실의 청소나 소독에 약품을 사용할 경우 그 세정제와 소독제의 상품명, 화학적 특성과 사용상의 주의사항, 조제(사용농도), 사용방법, 부주의 사용 시 처치방법을 구체적으로 기재하고 사용하는 장치나 보조기구도 기재한다.

차. 청소상태의 평가방법

해 설

○ 청소상태 평가방법 : 작업실 청소 후 청소 종료는 원칙적으로 물기가 마른 수준을 의미하며, 깨끗한 백색 거즈로 표면을 문지를 때 이물이나 오물이 발견되지 않는 상태를 말하고 바닥과 배수구에는 이물이 없고, 청소를 마친 용기나 기구 등은 일정한 장소에 정리정돈 되어야 하며 쓰레기통은 비워진 상태를 말한다.

○ 청소가 완료되었거나 하루 일과를 마치는 동안 청소가 종료되지 않은 경우 반드시 주요장비와 작업실 및 세척중인 세척실과 기구에는 청소상태(청소완료 또는 청소중)를 확인하는 라벨을 부착하고 이후 작업을 다시 시작하기 전에 라벨을 확인하는 방법을 규정으로 정한다.

카. 제조시설의 세척 및 평가
   1) 책임자 지정
   2) 세척 및 소독 계획
   3) 세척방법과 세척에 사용되는 약품 및 기구
   4) 제조시설의 분해 및 조립 방법
   5) 이전 작업 표시 제거방법
   6) 청소상태 유지방법
   7) 작업 전 청소상태 확인방법

해 설

○ 청소에 대한 책임자는 별도의 위생관리책임자를 선임한 경우를 제외하고는 제조부서책임자에게 있다. 따라서 제조부서책임자(또는 위생관리책임자)는 작업 종료 후 갱의실, 작업실, 공정시험실, 반제품보관실, 세척실, 화장실 등

작업소 전체의 청소상태와 라벨을 점검확인하고 청소기록서에 그 내용을 기록·유지하여야 한다.

○ 정기청소 및 소독 계획 : 별도의 관리규정을 설정하여 운영하되, 여기에는 장비의 해체범위까지 지정하고 있으며, 작업실과 장비의 청소에 필요한 방법, 주기, 소요 약품, 소요약품의 제거 및 확인방법 등을 포함한다. 정기 청소와 소독은 평소의 청소로 해결되지 아니하는 장비의 주요 몸체, 배전함, 전등, 환기구 등을 포함한다.

○ 제조시설의 분해조립 방법은 해당 장비마다 한글로 작성된 매뉴얼에 기재되어 있어야 하며, 이 순서에 따라 조작하여야 하고 당해 장비의 분해조립에 관한 권한 지정을 하여 일반분해와 정밀분해로 나누어 작업 후 청소는 보통 작업자의 일반분해 범위에서 이루어지며 정기청소에는 분해권한자가 정밀분해까지 실시하여 청소한다.

○ 청소시 장비에 부착된 각종 제조상의 라벨은 당해 장비의 청소기록서에 부착해 둔다. 또한 청소 표시라벨은 당해 장비를 처음 사용하는 품목의 제조기록서에 부착해둔다.

○ 청소상태는 물기가 없고 표면에 이물이 없는 청결상태를 유지하므로 장비는 재결합하여 유지하며 분진의 오염을 피하기 위하여 커버를 씌워놓으며, 건조된 용기나 기구 등은 별도의 보관함에 넣어 보관한다.

○ 제조용 기계나 기구를 세척한 이후 안전하게 사용할 수 있는 기간을 정해두는 것이 바람직하다. 예를 들면 세척된 기구를 장기간 사용치 않고 있다가 다시 사용할 경우는 다시 간단히 세척하는 방법을 정한다.

타. 해충이나 쥐를 막는 방법 및 점검주기

해 설

○ 방충방서 : 작업소로 벌레나 쥐가 들어오지 못하도록 방충시설과 방서시설을 설치하는 등 적절한 조치를 취한다. 살서제의 경우에는 제한적으로 사용하여야 한다.

○ 한약재는 외부 침입의 곤충이나 쥐가 문제시 되지만 재배 과정에서 이미 충란 형태로 혼입된 경우는 자체에서 곤충이 발생하므로 제조공정 및 보관 조건에서 충해를 입지 않도록 적절한 방법을 강구하여야 한다.

파. 다음 사항이 포함된 시험지시서
　　1) 품명, 제조번호 또는 관리번호, 제조연월일
　　2) 시험지시번호, 지시자 및 지시연월일
　　3) 시험항목 및 시험기준

해 설

○ 시험지시서는 품질부서 책임자가 시험자에게 시험을 지시하는 것으로 각 시험 검체마다 필요한 내용으로 지정하여 일정한 형식과 내용을 갖춘 문서이며, 시험지시서의 발행은 시험을 명령함을 의미한다.

　※ 품명은 품목허가 받은 명칭, 공정서에 수재된 명칭 등으로 제품표준서에 기록된 품명의 명칭 또는 기호를 기재한다.

　※ 공급자가 제공한 문서(라벨, 납품명세서나 수입면장 등)에 적혀 있는 품명과 제조소에서 사용하는 명칭이 다른 경우도 제조소에서 사용하는 명칭으로 기록하여야 한다.

　※ 제품의 경우는 제조연월일을 기록하고, 원료 또는 자재의 경우는 입고일을 기록하면 된다.

○ 시험지시서에는 별도로 시험지시번호를 부여하여야 한다.

　※ 시험지시번호는 제조번호 또는 관리번호와는 무관하게 시험지시번호를 부여하는 방식을 정하여 부여하면 된다.

　※ 시험지시번호를 부여하는 방식은 제조소마다 정하면 되나 관리를 용이하게 하기 위해서는 원료, 자재, 제품 등으로 구분하여 부여하는 것이 좋다.

　※ 지시연월일은 시험지시자가 시험을 지시한 날짜를 기록한다.

○ 시험항목 및 시험기준은 제품의 기준규격(내규 포함)에 따른다.

　※ 제품의 기준규격이 개정 또는 변경된 경우는 시험지시서의 시험항목 및 시험기준도 변경하여야 한다.

　※ 시험지시서는 통상 지시서와 성적서를 함께 사용하며, 품질검사를 외부로 위탁하는 경우는 지시서를 의뢰서로 갈음할 수 있으며, 수탁기관에서 발행한 성적서는 의뢰서와 함께 보관하여야 한다.

하. 검체의 채취자, 채취량, 채취장소, 채취방법(그 특질을 고려한 검체채취방법) 및 채취 시 주의사항과 채취 시의 오염방지대책

해 설

○ 검체채취자 : 품질부서 책임자는 검체를 채취할 사람을 지정하고 교육 훈련에 의하여 자격을 부여한다. 검체 채취는 시험활동의 일부이므로 품질부서의 임무이나 공정 검사의 특수한 사정(교차오염 등 접근 제한이 필요한 특수 작업실 등)이 있을 때는 제조부서의 사람에게 소정의 교육 훈련을 거쳐 위임할 수 있다. 위임할 수 있는 경우를 업무분장규정 등 문서로 정해 두어야 한다. 또한, 위임할 수 있는 검체 채취 범위를 사내 규정으로 지정하고 검체 채취자의 교육 기록을 유지해야 한다.

○ 검체채취량 : 제품표준서에 기재된 시험항목을 시험하는 데 충분한 양과 추후 시험을 위한 보관 검체의 양을 합산하여 채취량으로 설정한다. 검체채취량은 검체채취규정에서 별도로 정한다.

○ 채취장소 : 원자재, 반제품의 검체를 채취할 때 오염 또는 교차오염 및 미생물오염이 일어나지 않도록 조치를 취한 장소에서 채취해야 한다. 검체 채취 장소에는 약 가루가 날려 교차 오염되는 것을 방지하기 위해 필요한 경우 국소 배기 장치 등이 있어야 한다. 본 규정은 채취장소의 조건(오염방지 등)을 규정하라는 것이지 무조건 별도의 채취장소(검체채취실)가 있어야 한다는 것은 아니다.

○ 채취방법 및 주의 사항 : 검체는 제조단위 또는 관리단위를 대표할 수 있도록 채취해야 한다. 검체마다 채취 용기 및 기구와 장갑 안경 등 보호장구를 지정한다. 검체 또는 포장 방법에 따라 원료 용기를 다시 봉하는 방법을 지정한다. 채취한 용기에는 검체를 채취하였음을 표기한다. 일차포장재의 검체를 채취할 때는 원료와 같은 수준으로 관리한다.

거. 원료한약재를 장기간 보관하는 경우의 재시험검사 기준을 설정하는 사항

해 설

○ 동물성 한약재 내지 인습성, 조해성이 강한 한약재는 보관 중에도 품질변화의 문제를 일으킬 수 있으므로 안정적인 보관관리를 위해서는 정기적인 검사를 통해 관리기준을 강화할 필요가 있다. 특히 여름철 곰팡이 발생 내지 충해 발생이 우려되는 기간에는 적극적인 원료한약재에 대한 관리가 필요하다.

○ 재시험검사기준은 그 대상의 사용기한 설정 조건과 동일한 조건으로 보관되었을 때 사용기한 완료 전에 재시험을 시행할 수 있다.

○ 다종의 한약재가 한 보관소에 저장되는 경우 보편적으로 건조감량, 정량 및 아플라톡신시험은 시행하는 것이 바람직하다. 또한 상황에 따라 강한 방향 성분의 교차오염이 있었는지를 확인하는 것도 중요하다.

너. 원료한약재의 표본 및 완제품의 보관용 검체의 보관에 관한 사항

해 설

○ 시험에 사용된 원료 및 완제품은 사후관리를 위한 중요한 증거로서 반드시 보존될 필요가 있다. 특히 원료는 완제품의 품질을 결정짓는 중요 요소로서 전체 입고량 중 극히 일부만을 가지고 시험되고 있으므로 완제품의 제조공정

○ 완제품의 보관용 검체는 제품 출하 후 유통 중 발생할 수 있는 각종 품질변화에 대처하기 위한 중요 근거이다.

○ 한약재는 원료나 완제품이나 충해와 곰팡이로부터 결코 안전할 수 없고 자연물로서 일반적인 환경 변화에도 품질변화를 초래할 수 있으므로 원료와 완제품 표본 및 보관용 검체는 반드시 보관되어 사후관리에 적극 활용되어야 한다.

더. 시험결과를 관련부서에 통지하는 방법

해 설

○ 시험 접수 및 통보에 관한 규정을 설정하여 운영한다. 이 때 시험결과를 판정한 내용(시험 결과 수치 또는 합격, 불합격)을 관련부서에 문서(전산시스템 포함)로 전달하며 그 양식과 절차 및 전달 방법을 구체적으로 규정한다.

○ 시험성적서를 시험 결과 통보의 수단으로 활용할 수도 있으나 이 때 성적서에는 반드시 품질부서 책임자가 적합/부적합의 종합 판정을 하고 서명해야 한다.

러. 시험시설 및 시험기구의 점검

해 설

○ 제조·품질관리기준서에는 당해 제조업소의 생산품목을 시험할 수 있는 전체 시험시설 및 기구를 명시한 목록표를 만들고 당해 시설과 기구의 점검 규정을 설정하여야 한다. 여기에는 다음 사항들을 포함한다.

※ 시험에 사용하는 각종 계측기, 계량기, 시험기기 및 기록장치 등 목록
※ 계획에 따라 교정(calibration) 및 적격성평가 실시 방법과 운영 서식 및

다음 내용을 포함하는 라벨 서식
1) 기기번호
2) 교정 합격여부
3) 교정일자 및 다음 교정연월일
4) 교정한 사람 또는 교정기관

※ 공간이 협소하거나 사용 위치상의 문제로 라벨을 붙일 수 없다면 최소한 계측기 관리번호를 적어서 그 번호로 교정기록을 추적할 수 있도록 해야 한다.

머. 표준품 및 시약의 관리

해 설

○ 표준품과 시약은 제품의 품질검사에 사용되는 것으로 제품의 결과판정에 영향을 미치므로 별도로 관리 규정을 정하여야 한다.

○ 통상 표준품 관리규정과 시약 관리규정으로 나누어 관리한다.

※ 표준품 관리규정에는 표준품의 종류, 보관조건, 사용기한, 사용시 주의사항, 표준품 입·출고 등 관리방법 등의 사항이 기록되어야 한다.

※ 표준품과 시약을 올바로 관리하기 위해서는 표준품 목록(표준품명, 보관장소, 보관조건 등을 기록)과 개별로 관리대장을 만든다. 관리대장에는 표준품명, 입고일자, 사용기한, 사용량 및 잔량, 사용일자, 사용자, 사용용도 등의 내용이 포함되어야 하며, 표준품을 사용할 때 마다 기록한다.

※ 표준품과 시약은 산업안전관리법에서 정하는 물질안전보건자료(MSDS, Material Safety Data Sheet)를 확보하고 정기적인 교육을 통하여 인위적인 과오 내지 해를 입지 않도록 하여야 한다.

참 고

가. 다음 사항을 포함하는 표준품관리규정을 정한다.

1) 표준품의 종류
2) 보관조건
3) 사용기한, 사용시 주의사항(인습, 차광, 독성 등) 등
4) 목록, 관리대장(품명, 입고일, 개봉일, 사용기한, 재시험 기간, 취급시 주의사항, 보관위치, 사용일자, 사용용도, 사용량 및 잔량 등) 작성에 관한 사항 등

나. 다음 사항을 포함하는 시약관리규정을 정한다.
1) 시약의 분류
2) 보관조건
3) 사용기한, 사용시 주의사항(인습, 차광, 인화성, 독성 등) 등
4) 목록, 관리대장(품명, 입고일, 개봉일, 사용기한, 취급시 주의사항(MSDS 등), 보관위치 등) 작성에 관한 사항 등.

버. 위탁시험 또는 위탁제조하는 경우 검체의 송부방법 및 시험결과의 판정방법

해 설

○ 위탁하여 시험(제조)하는 경우 다음 사항을 포함하는 위탁시험(제조)관리규정을 정한다.

가. 위탁시험(제조)의 범위, 시험의 종류

나. 시험(제조)용 검체의 채취 방법과 절차 및 이를 전달하는 방법

다. 기준일탈 등 이상 발생 시 보고방법과 절차

라. 시험결과 접수방법, 판정방법과 판정책임의 소재

마. 시험(제조)기록(원본자료, 시험일지 및 시험성적서) 보존에 관한 사항 등

바. 필요시 위 내용을 규정한 위수탁계약서 사본

> 서. 그 밖에 제3.2호의 제조부서 책임자 및 제3.3호의 품질부서 책임자의 의무 이행에 관련된 세부기준 등 필요한 사항

해 설

○ 제조부서책임자와 품질부서책임자가 제조·품질관리기준서에서 정하는 원활한 업무 수행을 위한 추가적인 업무에 관한 규정을 설정한다.

5. 문서

5.1. 문서의 작성

> 가. 제4호의 기준서에 따른 지침과 방법서는 명확하게 문서화하여야 한다.

해 설

○ 제4호의 기준서는 제조관리자, 제조부서 책임자, 품질부서 책임자의 서명이 반드시 있어야 한다. 또한 문서의 개정이 있을 경우에도 동일하다.

○ SOP에는 당해 제조업소에 설치된 각종 장비에 대한 내용이 구체적으로 서술되어야 하고, 이 시설들을 이용한 각종 조작방법에 따라 제품 생산 내지 시험 결과가 도출되도록 문서로 작성되어 있어야 한다.

○ SOP는 원리를 설명하는 문서가 아니며 당해 제조업소에서 가진 장비, 조작 순서, 주의사항 등을 기재하여 숙달된 작업자 이외의 타인이 이 SOP대로 작업해도 같은 결과가 나올 수 있도록 구체적이고 상세하게 설명되어야 한다.

나. 모든 문서의 작성 및 개정·승인·배포·회수 또는 폐기 등 관리에 관한 사항이 포함된 문서관리규정을 작성하여야 한다.

> **해 설**

○ 문서관리규정은 문서를 작성 또는 개정할 때 작성하는 방법과 확인·승인하는 절차, 유관부서에 전달하는 절차, 개정 전의 문서 회수 또는 폐기하는 절차를 문서로 규정하는 것이다.

○ 한약재의 제조, 품질관리, 보관관리 등에 관한 정보는 모두 문서를 통해서 얻을 수 있다. 그러므로 이 문서들은 작성자의 임의의 방법이 아닌 표준화된 방법으로 작성 또는 개정되어 한약재 제조 및 품질관리에 종사하는 관련자는 물론 필요한 경우 외부인도 정확한 정보를 공유할 수 있어야 한다.

○ 또한 이렇게 작성된 문서의 관리가 중요하므로 배포, 회수 또는 폐기 등 문서의 관리 절차도 포함되어야 한다.

○ 문서의 통일성을 위하여 문서관리규정을 작성하기 전에 문서의 체계, 문서의 양식과 구성 및 문서번호 부여방법을 확립하고 작성하는 것이 바람직하다.

다. 문서는 알아보기 쉽게 작성하여야 하며 작성된 문서에는 제조부서 책임자 또는 품질부서 책임자의 서명과 승인 연월일이 있어야 한다.

> **해 설**

○ 문서는 제품과 관련된 모든 사람이 알아볼 수 있어야 하므로 통일화된 양식

및 구성으로 작성하는 것이 바람직하다.

○ 모든 문서는 책임자의 서명으로 문서의 내용이 효력을 발생하며, 이 효력이 발생한 날짜를 명확히 하기 위하여 승인연월일 기록하여야 한다.

○ 통상 제조와 관련된 문서에는 제조부서 책임자가 품질과 관련된 것은 품질부서의 책임자가 서명한다.

○ 필요에 따라서는 제조부서 책임자와 품질부서 책임자가 동시에 할 수도 있으며, 제조부서 책임자 또는 품질부서 책임자가 서명하지 않은 문서는 인정되지 않는다.

라. 문서의 작성자·검토자(또는 확인자) 및 승인자는 서명을 등록한 후 사용하여야 한다.

해 설

○ GMP에서 모든 문서는 서명으로 이루어지며 날인은 인정하지 않는다. 따라서 제조업소의 GMP 운영위원회 구성원은 서명등록부를 만들고 여기에 등록하여야 하며, 등록된 서명만을 활용하여야 한다.

○ 문서의 작성자·검토자(또는 확인자) 및 승인자의 서명을 등록하는 이유는 문서 내용에 대한 책임 소재를 명확히 하고, 문서의 위·변조 방지와 착오성 기재의 방지에 그 목적이 있다.

○ 서명은 등록을 변경하기 전까지 모든 문서에 동일하게 사용되어야 하며, 서명을 함부로 변경하지 않아야 한다.

○ 서명등록부에는 성명, 사번(또는 주민등록번호), 서명일자, 서명 등이 있어 서명자를 명확히 구별할 수 있어야 한다.

○ 사용상의 편리성을 위하여 약어로 서명하는 경우가 있으나 서명은 기본적으로 성명을 모두 포함하는 것을 원칙으로 한다. 서명을 이니셜 등을 사용하여 여러 사람이(특히 동명이인) 비슷한 서명을 사용하지 않도록 하여야 한다.

한약재 제조 및 품질관리기준

> **마. 모든 기록문서는 작업과 동시에 작성되어야 하며 지울 수 없는 잉크로 작성하여야 한다. 기록문서를 수정하는 경우에는 수정하려는 글자 또는 문장 위에 선을 그어 수정 전 내용을 알아볼 수 있도록 하고 수정된 문서에는 수정 사유, 수정 연월일 및 수정자의 서명이 있어야 한다.**

해 설

○ 기록문서는 한약재 제조, 품질관리, 물품관리 등 실제의 문서를 말한다. 그러므로 반드시 작업과 동시에 작성하여야 하며, 기록된 것이 수정되지 않도록 지울 수 없는 잉크로 작성하여야 한다.

○ 연필을 제외한 모든 펜이 가능하나 제조소의 경우 물이나 제조용 용매 등에 의하여 문서가 젖는 경우 용매에 의하여 글씨가 번지지 않는 것으로 사용하여야 한다.

○ 기록문서 작성에 오류가 있을 경우 수정할 수 있다. 이 경우 '수정' 과 같이 문서 글자 또는 문장 위에 선을 그어 수정 전 내용을 알아볼 수 있도록 하여야 한다.

○ 수정된 문서에 수정 사유, 수정 연월일 및 수정자의 서명을 기록할 경우 간단한 수정의 경우는 글자 위 또는 아래에 바로 기록하고, 너무 내용이 거나 문서의 특성상 기록이 용이 하지 않은 경우는 아래와 같이 선을 그은 글자 위 또는 아래에 기호로 기록하고, 그 해당 page 하단에 자세하게 기록 한다.

예시)

간단한 내용 수정 :	메탄올(오기정정, 2012.6.2, 홍길동(서명)) 에탄올
복잡한 문서 수정 : (수정부분)	에탄올·메탄올(1:1)용액 (*1) 에탄올 수정사항
(page 하단)	*1: 대한민국약전외한약(생약)규격집(고시 제2013-235호, 2013. 11. 21.) 개정에 의한 변경, 2013.11.30., 홍길동(서명))

> **바. 문서를 개정할 때는 개정 사유 및 개정 연월일 등을 적고 제조부서 책임자 또는 품질부서 책임자의 승인을 받아야 하며 정기적으로 점검하여 최근에 개정된 것인지를 확인하여야 한다. 개정 전의 것도 일정기간 보존하여야 한다.**

해 설

○ 문서는 관련 법규 또는 사내 운영규정 등의 변경으로 개정할 수 있다. 원칙적으로 GMP 원칙하에 이루어지는 제조업소별 자가 관리규정이기 때문에 업소별로 같지는 않다. 따라서 개정 사유는 주로 상위법의 변화에 따라 능동적으로 개정하여 사용하며, 이 경우 GMP 운영위원회의 회의에 따라 상세한 SOP 내지 관련 규정, 문서 등은 자율적으로 개정할 수 있다.

○ 문서의 정기적 점검은 보통 1년에 한 번씩 이루어지며, 관련법규와 고시 및 회의록 등을 참고하여 점검한다. 경우에 따라서 외국 수출기업은 상대국의 법률에 맞춰 즉시 개정하는 경우가 많고 각종 검역(inspection)후에도 개정되는 경우가 많으므로 문서는 정기적인 점검을 통하여 항상 규정된 서식과 흐름을 유지할 수 있게 하여야 한다.

참 고

○ 문서의 개정

- 문서를 개정하거나 승인할 수 있는 사람은 그 문서를 작성한 사람 또는 부서이거나 그 업무를 인계받은 부서의 권한이 있는 사람이어야 한다.

- 문서를 개정하고자 발의할 때는 개정사유를 소명하거나 근거 자료를 첨부하여 검토받고 승인받아야 한다.

- 모든 기준서의 문서는 개정이력을 적는 난을 마련하고 개정번호마다 개정 사유 또는 개정 중요 항목을 적는다.

○ 문서의 보관 : 모든 문서는 최신판으로 현재 유효한 것만 해당 작업 현장에 보관해야 하며 개정 전의 무효본은 문서관리 부서에만 "무효본"임을 표시하고

참고용으로 보관한다. 단 여러 단계의 공정이 진행되는 중에 개정되었고 현재 진행 중인 제조단위는 이후 공정을 개정 전의 방법으로 진행해야 한다면 개정 전의 것이 현장에 있을 수 있다.

5.2. 문서의 관리

> 가. 모든 기록문서(전자기록을 포함한다)는 해당 제품의 사용기한 경과 후 1년간 보존하여야 한다. 다만, 별도로 규정하는 경우 그 사유와 보존기한을 명확하게 정하여야 한다.

해 설

○ 기록문서의 보존 기간은 따로 규정하지 않는 한 해당 제품의 유효기간 또는 사용기한+1년을 보존한다. 이 경우 한 제품의 연간생산량이 2로트(1월, 10월)라 할 때 연간 생산분에 대한 기록문서는 각각 발행시기가 다르기 때문에 보존기간 내지 폐기 기간도 달라질 수 있으나 보통 발행연도를 기준으로 유효기간 또는 사용기한+1년만큼 보존한다. 기록문서를 보관하는 책임이 어느 부서에 있는지 업무분장규정에 명시해야 한다.

> 나. 전자문서 시스템의 경우에는 허가된 사람만이 입력, 변경 또는 삭제할 수 있으며 자기테이프, 마이크로필름, 백업 등의 방법으로 기록의 훼손 또는 소실에 대비하고 필요시 판독 가능한 방법으로 출력하여야 한다.

해 설

○ 전자문서는 전자서명을 포함한 문서이며 문서발행 직후 곧바로 백업과정을 통하여 보존되어야 하며, 경우에 따라서는 전자 서명된 출력물로써 보존하는 경우도 있으나 이는 전자문서로 판정하기 때문에 반드시 백업과정을 거쳐 보존되어야 한다.

> **참 고**

○ 전자문서 관리 : 전자문서 시스템에 의하여 문서를 관리한다 함은 전자서명한 전자문서를 문서의 원본으로 간주한다는 것을 말한다. 이 전자 문서시스템에서는 출력물을 따로 비치할 필요는 없으나 이 경우는 그 문서가 정본으로서 임의적인 변경이 없는 원본임을 확인할 수 있어야 한다.

○ 전자적으로 저장한 전자문서의 경우 허가된 사람만 입력, 변경 또는 삭제할 수 있는 보안시스템을 갖춰야 한다. 또한 훼손 또는 소실되는 경우를 대비하여 다른 전자적인 방법으로 백업해야 하는 데 초보적인 방법으로 CD ROM, DVD ROM, Magnetic tape, Microfilm 등이 활용 되고 있다.

○ 컴퓨터로 문서를 작성하고 이것을 프린트하여 수기로 서명한 것만을 원본으로 간주하는 경우는 전자문서관리 시스템이라 하지 않는다.

○ ICH Q7(GMP Guidance for API)에 문서관리 시스템에 대하여 다음과 같이 규정하고 있다.

- 모든 문서의 발행, 개정, 폐지 및 회수 등 개정 이력을 보존하고 관리한다.
- 자료는 작업 직후에 작성하고 작성자 서명을 한다. 기입한 것을 수정할 때는 수정 전의 것도 보일 수 있도록 하고 날짜와 서명을 한다.
- 기록 원본 또는 복사본은 작성된 곳에 보관하여 쉽게 열람할 수 있도록 한다. 전자기기록에 의하여 쉽게 다른 곳에서도 찾아볼 수 있도록 하는 것은 무방하다.
- 문서의 전자서명은 미리 승인되고 보안이 유지되어야 한다.

6. 품질관리

6.1. 시험관리

> 가. 의뢰한 시험별로 다음의 사항이 포함된 시험성적서를 작성하여야 한다. 시험성적서는 시험의뢰서와 시험지시서를 통합하여 작성하거나 관리할 수 있다.
> 1) 품명, 제조번호 또는 관리번호, 제조 연월일
> 2) 시험번호
> 3) 접수, 시험 및 판정 연월일
> 4) 시험항목, 시험기준, 시험결과 및 항목별 적격·부적격 결과
> 5) 판정결과
> 6) 시험자의 성명, 판정자의 서명 및 중간검토자의 서명

해 설

○ 시험항목으로 품목허가증 사항에 따른 기준 및 시험방법은 물론이고 자사의 규격으로 정한 품질시험도 실시한다.

○ 공정서는 최소한의 기준일 뿐이므로 공정서에서 정한 시험 항목 이외의 유효성과 안전성을 확보할 목적으로 행하는 별도의 시험을 통하여 품질관리가 달성될 수 있도록 하여야 한다.

> 나. 원료약품, 자재, 반제품 및 완제품은 적합판정이 된 것만을 사용하거나 출하하여야 하며, 기준일탈 또는 편향이 있는 경우에는 그 사유를 조사한 후 처리하여야 한다.

해 설

○ 원자재, 완제품 및 시험이 필요한 반제품은 품질부서에서 검체를 취하여 검사 또는 시험하고 적합으로 판정된 것만을 사용 또는 출하하여야 하며, 적·부

6. 품질관리

판정이 될 때까지는 격리하여 보관하고 사용하여서는 아니 된다. 또한 부적합 판정을 받은 원자재, 완제품 및 반제품은 부적합 표시를 하고 별도 구분 보관하여 제조에 투입되지 않도록 하여야 한다.

○ 기준일탈이나 편향이 있는 경우 그 사유를 조사하여야 하는데 이 절차에는 자료의 분석, 중요한 문제의 평가, 시정조치를 위한 업무분담 및 결론이 포함되어야 한다. 기준 일탈된 검체의 재채취나 재시험은 문서에 의해 정해진 절차에 따라서 실시하여야 한다.

다. 원료약품 및 자재의 품질이 계속적으로 균질하여 시험성적에 충분한 신뢰성이 보증되는 경우에는 절차와 기준을 문서로 정하여 입고될 때마다 필요 항목만 검사할 수 있다. 다만, 확인시험 및 육안검사는 반드시 하여야 하며, 정기적으로 모든 항목을 시험하여야 한다.

해 설

○ 제조업자가 입하한 원료약품 및 원자재의 시험항목을 줄이고자 한다면 기원, 산지가 동일한 경우 품목별로 적어도 3로트에 대하여 전 항목을 시험하여야 하며 일정한 간격(다만, 10로트 생산을 넘지 않아야 한다)으로 전 항목을 시험하여 공급업자의 시험성적서와 비교함으로써 시험성적서의 신뢰성에 대하여 일정한 간격을 두어 확인하여야 한다.

라. 시험기록(시험 근거자료를 포함한다)이 정확하고 설정된 기준에 맞다는 것을 확인하는 중간검토자를 두어야 한다.

해 설

○ 시험자와는 별도로 중간검토자를 두어 시험자가 실시한 시험법, 시험기록서에 기록한 시험법, 시험성적 계산내용, 사용한 시약이 설정된 기준에 적합하고 정확한지 이중 점검하도록 하고 검토 후에는 서명을 남기도록 한다.

○ 이 내용은 품질관리부서 내의 적부 판정에 대한 이중 점검을 의미한다. 전면 위수탁관계의 품질관리가 이루어진다고 하더라도 위탁처의 품질부서 책임자는 이런 관점에서 최종 검토자로서의 책임을 다해야 한다.

마. 완제품의 출하승인을 위한 평가는 제조기록서와 완제품의 시험결과를 종합하여 판정하여야 한다.

| 해 설 |

○ 품질관리부서는 제조기록서 및 시험결과에 대한 검토 후 적합하게 제조되고 시험되었을 경우 출하승인하여야 한다.

○ 품질관리부서에서 포장이 완료된 제품의 표시내용을 검토하여 표시자재가 적절히 사용되고 제조번호와 사용(유효)기한이 맞는지 확인한다.

바. 그래프, 계산식 등 시험에서 얻은 모든 기록(전자기록을 포함한다)은 보존 하여야 한다.

| 해 설 |

○ 시험기록은 설정된 규격 또는 기준에 적합하다는 것을 보증하는데 필요한 모든 시험자료가 포함되어야 한다. 시험 자료 예는 다음과 같다.

- 시험에 사용한 검체의 중량 또는 용량

- 원자재, 반제품, 완제품에 관한 시험장비에서 출력된 그래프, 차트 및 흡광도 스펙트럼을 포함한 각 시험에서 확보된 모든 데이터의 기록(정색반응, TLC 등 시험결과 첨부가 어려운 경우는 사진 첨부 또는 시험과정과 결과를 기록하는 것으로 대체할 수 있다.)

- 계량단위, 환산계수 및 당량계수 등을 포함한 시험과 관련된 모든 계산기록

- 각 시험을 실시한 사람의 성명 또는 서명과 시험일자
- 원본기록은 정확하고 설정한 기준에 맞는다는 것을 검토한 사람의 이름 또는 서명과 미리 설정된 시험법을 변경하여 시험하였다면 그에 대한 정확하고 상세한 기록을 남겨야 한다.

> **사. 시험용 검체는 오염되거나 변질되지 않도록 채취하고, 채취한 후에는 원상태와 같이 포장하며, 검체가 채취되었음을 표시하여야 한다.**

해 설

○ 검체를 채취한 검체뿐만 아니라 모집단에 대해서도 오염 또는 변질되지 않도록 하며, 다음과 같은 사항에 유의하여 채취한다.

- 선정한 원료의 포장은 필요한 경우 적절한 방법으로 깨끗하게 하여야 한다.
- 검체채취는 오염이나 교차오염을 막을 수 있는 방식으로 행해져야 한다.
- 검체 채취용 용기는 청결하고 입구를 밀폐, 기밀 등 검체 특성을 고려하여야 하며, 투습되는 재질이 아니어야 한다.
- 검체채취의 대상이 된 용기를 개봉할 때는 주의해서 열고 곧바로 닫아야 한다.
- 검체 채취 후에는 개방된 모집단의 용기를 원래의 상태로 포장한다.
- 검체를 담은 용기에는 검체명, 제조번호 또는 관리번호, 검체를 채취한 포장 재질(보관조건), 용기번호, 검체의 채취날짜, 검체 채취자의 이름 등 관련 정보를 표시하여야 한다.
- 검체를 채취한 용기나 포장에는 검체가 채취되었음을 표시한다.
- 검체는 그 로트를 대표하는 것이어야 한다. 검체채취방법에는 채취하는 용기의 수, 용기중의 채취부위, 각 용기로부터의 검체채취량 등이 규정되어 있어야 한다.

아. 시험기기, 계측기 및 기록계는 미리 정한 계획서에 따라 정기적으로 교정·기록하여야 한다.

해 설

○ 시험기기, 시험장치, 계측기 및 기록계는 주기적으로 실시한 교정에 대한 교정성적서와 교정이 되었음을 표시하는 라벨을 부착해야 한다.

○ 교정 성적서에는 교정기관의 성적서 내용의 확인과 승인, 교정기관 인증기관 인증서가 있어야 한다.

○ 품질관리를 위탁하는 경우는 위탁기관의 관리 상태를 점검해야 한다.

자. 원료약품 및 완제품의 보관용 검체는 제조단위 또는 관리번호별로 채취하고, 보관용 검체 중 원료약품은 투입된 완제품의 마지막 제조단위, 완제품은 해당 제조단위의 사용기한 경과 후 1년간 보관하여야 한다.

해 설

○ 입고물량마다(제조단위 또는 관리번호별) 각 로트를 대표하는 보관용 검체를 취한 다음 적절한 식별표시를 하여 보관하여야 한다. 완제품의 경우에도 제조단위 별로 검체를 채취하고 당해 제조단위의 사용기한 경과 후 1년 이상 보관한다.

○ 검체의 보관은 해당 검체의 보관조건에 따라 보관하여야 하며, 완제품은 경우에 따라 안전성과 관련된 문제가 발생할 수 있으므로 이를 추적하기 위하여 해당 문서와 함께 사용기한 경과 후 1년간 더 보존함으로써 사후관리를 철저하게 하고자 하는 의미이다.

> **차.** 원료약품 및 완제품의 보관용 검체와 시판용 제품의 포장형태는 동일하여야 하며, 규정된 시험항목을 2회 이상 시험할 수 있는 양을 규정된 보관조건에서 보관하여야 한다. 다만, 시판용 제품이 대형포장인 경우에는 대형포장에 소량 검체를 보관하거나 대형포장과 동일한 재질의 소형 포장에 보관할 수 있다.

｜해 설｜

○ 완제품의 경우, 재시험에 필요한 2배 이상의 충분한 양의 검체를 제조번호별로 보관하도록 의무화한 것은, 제조번호별로 보관하도록 하여 제품의 경시변화를 추적하고 사고 등이 발생했을 때 제품을 시험하는데 충분한 양을 확보하기 위한 것이다.

○ 동일 제조단위에서 포장형태가 다른 경우 각각 검체를 채취하여 보관한다.

○ 보관품의 보관조건은 따로 규정된 것을 제외하고는 제품 유통시의 허가기준에 준하는 조건으로 보관한다.

○ 원료약품의 경우 원료의 실제포장에 사용되는 용기와 동등한 용기에 보관한다.

> **카.** 표준품 및 검체에 대한 관리상황을 기록하여야 한다.

｜해 설｜

○ 표준품 및 중요시약은 공급자가 권고하는 보관조건과 사용기한을 따르고 사용내역 및 재고, 폐기 등 관리 상황을 기록하여야 한다.

○ 표준품과 검체 및 시약의 출고기록을 반드시 보유하여야 한다.

○ 시약 및 표준품은 문서화된 절차에 따라서 조제되고 표시되어야 한다. 사용기간을 정기적으로 확인하고 사용기간이 지나면 폐기절차에 따라 폐기하여야 한다.

○ 분석시약 및 표준용액 사용기한의 설정은 적절하게 설정하여야 한다.

한약재 제조 및 품질관리기준

> **타. 표시재료는 기재사항이 변경될 때마다 규정에 맞는지를 확인하고 변경된 표시재료를 보관하여야 한다.**

해 설

○ 표시재료의 견본을 보관하는 것은 표시재료의 표시사항의 누락, 오타, 기타 잘못 기재된 것 등을 검사하는데 필요하며 기재사항이 변경된 것도 견본을 보관하여 두면 좋다.

○ 표시재료는 변경될 때마다 제품표준서에 삽입하여 함께 보관하여야 하며, 기존의 표시재료는 제품표준서에서 제거하여 별도로 보관한다.

> **파. 한약재와 접촉하는 포장재료는 한약재를 변질시키거나 인체에 유해한 재료가 아닌지를 확인한 후 사용하여야 한다.**

해 설

○ 한약재와 직접 접촉하는 포장재료라 함은 용기, 마개, 건조제, 완충제, 포장용 비닐, PTP 포장의 합성수지필름 등을 의미하며, 의약품과 접촉하여 의약품을 변질시키거나 투습되어 품질을 저하시키는지의 여부와 형광물질, 중금속 등 인체에 유해한 물질을 함유하고 있는지의 여부 등을 확인한다.

○ 포장재는 내용물과 함께 사용기한까지 지속적으로 내용물과 접촉하므로 장기간 보존 시 내용물의 품질에 영향을 미쳐서는 아니 된다. 특히 포장재는 용기를 포함하는 것으로 용기로서의 기능을 발휘하지 못하면 내용물의 변질을 가져오므로 더욱 그러하다.

6. 품질관리

> **하. 원료한약재는 형태학적·이화학적 품종관리와 표본관리를 하여야 하며 동일한 원료한약재로서 표본과 다른 경우 품종에 따른 성분의 차이, 재배 시의 유해물질 사용 여부 등 재배지 정보수집 등을 통하여 품질관리를 철저히 하여야 한다.**

해 설

○ 원료한약재는 한약재의 원료로 사용하기 위한 세척·선별·절단 등 가공을 하지 아니한 상태의 것으로, 기원 및 성상 등이 올바른 원료한약재의 표본관리는 한약재 품질관리의 가장 기본적이고 필수적인 요건이다.

○ 표본은 육안으로 직접 확인할 수 있는 한약 또는 기원을 증명할 수 있는 전문가 감정이 있는 것을 말하지만 광의적으로는 현미경사진(조직 또는 분말을 대상으로 하는 일반광학사진 또는 형광사진 등) 등도 참고자료로 갈음할 수 있다.

○ 기원생약 중 "동속~" 또는 "근연~"으로 명명된 경우에는 가급적 많은 표본을 보관함으로써 향후 원료 수급에 활용할 수 있다.

○ 동일한 생약이면서 표본과 외형 및 성상(형태, 색상 등)이 다른 경우 표본과의 정밀분석을 통하여 동질성을 규명하여야 한다. 성상이 전혀 다른 경우에는 동일 생약으로 사용할 수 없으며, 서로 유사한 경우 검경, 이화학적 패틴분석, 필요한 경우 유전자 분석 등을 통하여 기원확보에 주력하여야 한다.

○ 이런 이화학적 품질평가가 어려운 경우 기원을 확인할 수 있는 서류(원산지 증명서, GAP증명서, 수입면장 등), 문서 등을 통해서라도 그 균질성을 확보하여야 한다.

> **거. 원료약품 및 완제품 품질관리 시 시험항목과 오염물질의 특성에 따라 품질 보증을 위한 합리적인 방법을 마련하여 일부 항목 또는 검사를 생략할 수 있다.**

해 설

○ 원료로서 한약재의 본질이 동일한 경우 즉 단순 절단, 가공 등 원료로부터

완제품에 이르기까지 중간 공정에서 품질의 변화 요소가 없다고 판단되는 경우 원료에서 시험된 사항은 완제품에서 중복시험을 일부 생략할 수 있다.

○ 공정 중 외부 유입요소가 없고 첨가되는 요소도 없는 경우에 한하여 중금속, 회분, 산불용성회분, 잔류농약 등이 해당되며, 아플라톡신, 건조감량, 지표물질의 정량시험 등은 생략할 수 있는 사항이 아니다.

○ 시험의 생략을 위해서는 품질 보증을 위한 합리적인 방법을 마련하고 그 타당성을 증빙하여야 하며, 시험생략을 하였으나 제품의 수거 등에 의해 시험하여 부적합 판정을 받는 경우는 제조업소에 그 책임이 있다.

7. 제조관리

7.1. 제조공정관리

> 가. 제품의 제조단위마다 다음 사항이 포함된 제조기록서를 작성하여야 하되, 제조기록서는 제조지시서와 통합하여 작성할 수 있다.
> 1) 제품명
> 2) 제조번호, 제조 연월일 및 사용기한
> 3) 제조단위
> 4) 원료약품의 분량, 제조단위당 실 사용량 및 시험번호와 실 사용량이 기준량과 다를 경우에는 그 사유 및 산출근거
> 5) 중요공정에서의 작업원의 성명, 확인자의 서명, 작업 연월일 및 작업시간
> 6) 사용한 표시재료의 시험번호 또는 관리번호와 견본
> 7) 특이사항(관찰사항 등)

해 설

- 제조지시서는 제조공정 중의 혼동이나 착오를 방지하고 제조계획에 따라 작업이 올바르게 이루어지도록 하기 위하여 작성하는 것이다.
- 제조지시서는 제조단위(로트)별로 발행하여야 한다. 제조지시서는 제조시 작업원의 주관적인 판단이 필요하지 않도록 작업내용을 구체적이고 상세하게 공정별로 구분하여 작성하여야 한다.
- 컴퓨터에 의하여 제조지시서를 작성하는 경우 지시자 및 지시연월일을 컴퓨터로 작성하는 것은 무방하지만 지시자의 서명이 필요하다. 그러나 서명 대신에 제조부서책임자가 내용을 확인했다는 것을 나타내는 방법이 있고 그것이 제조·품질관리기준서에 명기되어 있으면 출력된 것에 직접 서명하는 것은 생략할 수 있다.
- 제조기록은 제조번호별로 작성하되 각 공정마다 또는 전 공정을 일괄하여 작성할 수 있다.
- 각종 제조 및 공정관리 작업을 수행할 때는 문서로 작성한 제조 및 공정관리 지침서를 준수하여야 하며 동 사항을 바로 기록하여야 한다. 지침서의 규정에서 벗어난 경우에는 이를 기록하고 그 타당성을 밝혀야 한다.
- 제품명과 제조번호는 제조지시서의 모든 페이지에 기록하여야 한다.

나. 해당 작업에 종사하지 않는 사람의 작업소 출입을 제한하여야 한다.

해 설

- 각 작업소는 적절한 작업환경을 유지하기 위하여 당해 작업에 종사하지 아니 하는 자의 출입을 제한한다. 부득이한 경우에는 제조부서 책임자의 허가를 받고 제조·품질관리 기준서의 작업소 출입규정에 따라 출입하도록 한다.

다. 작업 전에 시설 및 기구의 청결상태를 확인하여야 한다.

해 설

○ 작업 시작 전에 의약품과 직접 접촉하는 시설, 기구, 용기 등의 청결상태를 육안 또는 적절한 방법(예: 깨끗한 거즈로 문질러 봄)으로 확인·점검하여 전에 작업하였던 다른 의약품의 잔존유무 또는 이물의 혼입으로 인한 오염을 방지한다. 이 때 확인·점검한 결과를 제조기록서 또는 제조위생관리기록서 등에 기록한다.

라. 혼동이 우려되는 품목의 경우 작업 중인 작업실과 보관용기 및 기계·설비에는 제품명과 제조번호 등을 표시하여야 한다.

| 해 설 |

○ 제조에 사용되고 있는 중요한 기계에는 제조하고자 하는 제품명과 제조번호를 표시한다. 이는 다음 공정으로 넘어갈 때나 다른 작업원과의 교대근무시 더욱 중요하다.

○ 1개 로트의 의약품을 생산하는 동안 사용되는 모든 혼합용기, 저장용기, 공정라인 및 중요기계에 대해서는 적절히 표시하여 언제라도 그 내용물과 필요하다면 그 로트의 진행단계를 알 수 있도록 하여야 한다.

○ 중요 기계는 분명하게 구분할 수 있는 번호나 코드를 부여하고 각 로트의 의약품을 제조할 때 사용한 특정 기계를 해당 제조기록서에 기록하여야 한다.

마. 원료한약재 관리번호
원료한약재의 기원, 산지, 채취시기 등이 동일하여 채취상의 균일성이 기대되는 각 납품단위별로 관리번호를 설정하는 것을 원칙으로 한다.

| 해 설 |

○ 원료한약재의 관리를 위하여 함축된 의미의 관리번호를 부여한다.

○ 채취상의 균일성은 그 기원과 산지 및 채취시기가 동일하여 품질이 동질하다고 인정하는 것을 말한다. 따라서 원료 구매시 동일한 납품업체가 일시에 납품한 원료에 대하여 만약 서로 다른 산지나 시기로 구성되어 있다면 각각 관리번호를 부여하고 품질관리 시험을 실시한다.

○ 납품업체가 만약 이러한 사실과 무관하게 일괄 납품하는 경우가 없도록 하고, 납품업자 교육을 통하여 각각 구별되어 납품될 수 있도록 하여야 한다. 납품업자는 재배농가의 채취상의 균일성을 보증할 수 있는 자료를 확보하기 위하여 노력해야 한다.

> **바. 완제품 제조단위**
> **1개 이상의 관리단위의 원료약품을 가지고 동일한 제조공정을 거쳐 제조한 것을 하나의 제조단위로 한다.**

해 설

○ 제조단위는 "뱃치(batch)" 또는 "로트(lot)"라고도 하며, 균질성을 가진 하나의 제조 작업량을 말한다.

○ 제조단위는 전체 제조공정 중 균질성을 확보하는 공정의 1회 처리량으로 결정되며, 임의로 결정하는 것이 아니다.

○ 균질성을 확보하는 공정이란 단속작업의 경우 1회 처리량(세척, 건조, 포제 등 공정)을 연속작업(절단, 포장 등)의 경우 보통 1일 처리량을 기준으로 한다.

○ 제조단위는 임의로 변경하지 않아야 한다.

○ 전체 제조공정 중 병목현상이 발생하는 공정에서는 몇 개의 서브로트로 구분하여 작업할 수 있으나 서브로트간의 균질성 확보를 위한 사전 품질관리가 이루어져야 하며, 충분한 기술력과 정보에 의해 균질성이 확보되는 경우에 한하여 1개의 제조단위로 관리할 수 있다.

○ 서브로트는 1개의 제조단위를 몇 개의 동량의 소단위로 나누어 해당 서브로트

수만큼의 동일 장비를 써서 동시에 작업하는 경우를 말하는 것으로 1대의 장비로 반복작업을 하는 것은 해당하지 않는다.

> **사. 원료한약재의 세척**
>
> 흙, 모래, 이물 등은 압축공기나 흐르는 물로 세척하되, 원료한약재에 따라 수용성 성분의 용해를 최소화하기 위해 세척시간은 최대한 단축한다.

해 설

○ 한약재의 세척은 가급적 채집 후 빠른 시일 내에 행하는 것이 바람직하다. 토사가 굳으면 그만큼 세척이 어렵고 한약재의 틈새에 굳은 토사일수록 잘 떨어져 나오지 않기 때문에 세척 전 일시적으로 물에 침전시키는 것도 좋다.

○ 세척은 각 한약재마다 외부 모양이 다 다르므로 손에 의존하는 작업보다는 일정한 분사노즐을 이용한 세척 방법이 권장되고, 한약재마다 각각 세척에 대한 조건을 달리할 필요가 있다. 세척 조건은 사전에 세척 공정 밸리데이션 개념으로 사전 조사를 통하여 설정할 필요가 있다.

> **아. 건조**
>
> 1) 수분에 의한 가수분해, 효소에 의한 변질, 미생물의 오염, 충해 등이 발생하지 않도록 충분히 건조한다.
> 2) 건조 시에는 별도의 규정이 없으면 60℃이하에서 건조한다.
> 3) 열에 불안정하거나 휘발성분이 함유된 것은 저온에서 건조한다.

해 설

○ 건조는 한약재의 저장성과 유통성을 좋게 하며 물추출시 그 효율을 좋게 만든다. 한약재가 충분히 건조되지 않은 경우 미생물 오염 등으로 인해 한약재의 품질에 영향을 미칠 수 있다.

○ '대한민국약전' 통칙에 생약의 건조 온도는 보통 60℃ 이하로 규정하고 있으며, 이 온도는 단백질의 변성 개시 온도이고 수분에 의한 가수분해를 일으킬 수 있는 온도이므로 수분이 있는 상태에서 그 이상 온도에서 건조하는 것은 바람직하지 않다.

○ 건조는 자연적인 음건 내지 양건을 실시하는 것이 타당하나 보통 열풍건조기를 많이 사용하고 있다. 열풍건조기의 열원은 보통 스팀, 전기열 내지 온수를 이용하는데 직화열을 피해야하고 간접열을 사용해야 한다. 전기나 유류에 의한 직화열을 사용하면 자칫 분진에 의한 화재의 위험이 있으므로 사용하여서는 안된다.

○ 60℃ 이하의 낮은 일정한 온도에서 건조하는 경우 수분을 함유한 한약재에서 부패현상이 쉽게 발생하므로 이를 방지하고 건조 효율을 높이기 위하여 초기에 60℃ 부근까지 빠른 속도로 가열한 뒤 일정한 온도에 이르면 그보다 저온에서 가열 건조하는 것이 바람직하다.

○ 열에 불안정한 한약재 내지 휘발성분이나 정유성분을 많이 함유한 한약재의 경우 고온 장기간 건조 시 품질의 악화 요인이 되므로 건조효율과 건조 중 부패 등을 고려하여 건조 용량을 줄여 충분한 풍량과 함께 냉풍을 활용하여 저온 건조하는 것이 중요하다.

○ 제조 공정에서 건조의 불균일성은 향후 진균 서식 및 충해발생과 연결되는 등 저장성을 떨어트리기 때문에 충분한 검증이 필요하고, 건조된 반제품을 보관할 때에는 외부 공기내지 습기가 들어가지 않도록 주의하여야 한다.

○ 여름철 공기의 상대습도는 대단히 높아서 같은 조건이어도 상대습도가 낮은 겨울철에 비하여 건조되기 어렵다. 특히 냉풍건조는 더욱 어렵기 때문에 계절에 따른 건조 조건도 동일한 한약재라 하더라도 온도와 풍량을 고려하여 조건을 달리하는 것이 바람직하다.

○ 건조는 반드시 열풍건조만을 권하는 것은 아니며 필요에 따라 양건할 수도 있으나 곰팡이의 번식을 주의하면서 충분한 통풍이 되도록 건조판의 간격을 조절하고 환기를 조절하여야 한다.

자. 세척용수 및 제조용수로는 상수(上水)를 사용한다.

해 설

○ 한약재 제조에 사용되는 제조용수는 대한민국약전에서 정하는 "상수"기준에 적합하여야 한다.

○ 수도수 또는 지하수로서 음용수는 보편적으로 1년에 1회 이상 평가받도록 되어 있으나 만약 부적합한 경우 그 동안 생산된 모든 한약재에 대하여 부적합한 판정을 받게 되므로 최소한 매월 1회 정기 검사를 필요로 하고 있고, 여름철에는 그 간격을 더욱 줄여 미생물에 의한 오염여부를 확인할 필요가 있다.

7.2. 포장공정관리

가. 다른 한약재나 다른 제조단위를 동시 또는 연속하여 포장할 경우에는 한약재 상호 간의 혼동과 자재 상호 간의 혼동이 일어나지 않도록 작업실을 구획하는 등 적절한 방안을 마련하여야 한다.

해 설

○ "포장"은 내용물과 용기의 표시사항을 일치시키는 조작으로서 내용물이나 자재가 서로 혼용되는 경우 전혀 다른 제품으로 둔갑되기 때문에 포장실에는 1품목 및 그 전용 자재만을 취급하는 것을 원칙으로 한다. 따라서 포장공정의 종료점은 잔여 자재를 완전히 회수한 상태로서 모든 표시자재가 없는 상태를 말하는 것이다.

○ 포장작업을 위한 공정을 설정할 때는 교차오염, 혼입(mix-up)의 위험을 최소화시키는데 특별한 주의를 기울여야 한다. 다른 종류의 제품들은 물리적으로 분리되지 않는 한 근접한 곳에서 포장되어서는 안 된다.

○ 포장공정에 사용한 자재, 첨부문서, 인쇄사항 등은 반드시 제조기록서에 첨부하여야 한다.

> **나. 혼동이 우려되는 품목의 경우 포장작업 중인 작업실, 포장라인 또는 기계·설비에는 제품명과 제조번호를 표시하여야 한다.**

해 설

○ 한약재 생산에서 혼동은 작업자의 성상 관찰에서 비롯되며, 자칫 서로 다른 용기에 충전 포장되는 경우 전혀 다른 품목으로 유통되므로 매우 심각한 오류를 범하게 된다.

○ 혼동을 방지하기 위해서는 평소에 반제품 표시라벨을 부착하여 제품명과 제조번호를 표시하고 동시에 작업장과 포장라인 및 기계장치에 각각 해당 제품명과 제조번호를 표시하여 제조기록서와 일치해가면서 작업하는 것이 중요하다.

> **다. 포장작업을 시작하기 전에 이전 작업의 포장재료가 남아 있지 않은 지를 확인하여야 한다.**

해 설

○ 포장작업을 시작하기 전에 작업실, 포장라인, 인쇄기계와 그 밖의 장비가 청결한지와 당해 작업에 필요하지 않은 이전 제품들이나 자재, 문서들이 없는지 단계적으로 확인하고 점검하여야 한다.

○ 특히 한약재 포장라인에서는 동일한 용기에 표시자재를 따로 사용하는 경우가 많아서 만약 표시자재가 자칫 잘못 사용되면 전혀 다른 품목으로 변하게 되므로 절대 주의하여야 한다.

○ 따라서 포장실에 이전 작업 표시자재를 절대 방치해서는 아니 되며, 자재 재고관리자는 수율 관리차원에서라도 이 부분에 대한 철저한 정산과 회수를 할 필요가 있다.

> 라. 표시재료는 인수량과 사용량을 관리하여야 하며, 그 명세를 제조기록서에 기록하여야 한다.
> 마. 포장작업이 끝나면 자재의 인수량과 사용량을 비교하여 차이가 있을 경우에는 원인을 조사하여야 하며, 사용하고 남은 자재는 입고·출고 내용을 기록하고 자재보관소로 반납하거나 폐기하여야 한다. 다만, 제조번호 등을 인쇄한 표시재료는 폐기하여야 한다.

해 설

○ 포장·표시작업에서 사용된 표시재료가 작업장에 남아 있으면 다른 제품에 혼입될 우려가 있으므로 수령 시에 정확한 수량을 확인하고 포장작업이 완료된 직후에는 실제 사용량, 손실량, 잔량 등을 파악하여 수령량과의 과부족 여부를 점검·확인한다. 과부족이 발생하면 원인을 규명하고 필요한 조치를 취한다.

○ 사용하고 남은 표시재료는 폐기 또는 반납하고 이를 제조기록서에 기록한다.

○ 라벨의 관리
 1) 라벨의 보관구역에의 출입은 승인받은 사람으로 한정하여야 한다.
 2) 라벨의 발행, 사용 및 반납한 수량을 확인하고, 라벨을 부착한 용기와 발행한 라벨 수와의 사이에 차이가 생긴 경우에는 이를 평가하여야 한다. 그 차이에 대한 조사내용은 품질부서의 승인을 받아야 한다.
 3) 사용하고 남은 라벨중 제조번호 등 인쇄가 되어 있는 경우에는 모두 폐기하여야 한다. 반납한 라벨은 혼동을 방지하고 적절하게 확인할 수 있는 방법으로 보관하여야 한다.
 4) 구판(舊版) 라벨은 폐기하여야 한다.
 5) 제조번호 등을 인쇄한 라벨은 제조지시서의 내용과 맞는지 주의 깊게 확인하고, 사용한 라벨을 대표하는 인쇄된 라벨을 제조기록서에 첨부 하여야 한다.

○ 제조기록서를 전자기록으로 하고 있더라도 사용한 라벨견본을 기록서에 부착해야 한다.

바. 제품의 표시사항과 포장의 적합 여부를 확인·기록하여야 한다.

해 설

○ 제조기록서에 포장에 사용한 자재 1 부(내용물 없이 완전 표시된 상태)를 첨부하여 보관하며, 내용물이 포함된 포장제품은 검체보관소에 보관한다.

○ 제조부서책임자는 포장의 적합 여부를 확인하기 위하여 표시사항과 첨부문서를 확인하고 필요한 경우 기밀도시험을 실시하여 그 결과를 제조기록서에 함께 기록하여 보존한다.

○ 포장작업동안 제품의 검사는 적어도 아래의 점검사항을 포함한다.

- 포장 전체의 외관
- 포장이 완전한지 여부
- 제품과 포장재가 일치하는지 여부
- Over-printing이 올바른지 여부

○ 포장라인에서 꺼낸 샘플을 포장라인에서 점검하지 않고 작업 현장에서 이동한 경우는 다시 라인에 넣어서는 안 된다.

사. 포장작업이 완료된 완제품은 품질부서의 적합판정이 나올 때까지 다른 제품과 혼동되지 않도록 보관하여야 한다.

해 설

○ 포장작업이 완료된 반제품은 포장 작업실에서 입고대기실로 옮겨 품목과 제조번호별로 각각 구분하여 보관한다.

○ 여기에는 보관품목명, 제조번호, 입고일자, 포장단위, 수량을 기재한 라벨을 부착하여 표시한다.

○ 이 반제품은 당해 완제품에 준한 보관조건에 보관되어야 한다.

아. 한약재의 용기나 포장에 대하여 필요한 경우에는 기밀 또는 밀봉 등의 시험·검사를 하여야 한다.

> **해 설**

○ 한약재는 보편적으로 밀폐용기에 보존하므로 별도의 기밀도시험을 실시하지 않는다. 다만 인습성을 대비한 기밀용기를 사용한 경우 이에 적합한 기밀도시험을 실시하여야 한다.

○ 기밀도시험은 '대한민국약전' 일반시험법 중 "플라스틱제의약품용기시험법"에서 정한 "누설시험"에 적합하여야 한다.

자. 제조기록서에는 포장작업을 한 작업원의 성명과 확인자의 서명을 기재하여야 한다.

> **해 설**

○ 포장공정에 관한 제조기록서에 작업원의 성명, 작업시간 및 확인 서명을 함으로써 내용물이 최종적으로 당해 작업원에 의해 포장되었음을 실명으로 관리한다.

○ 작업실의 통제를 위한 보안장치가 있는 경우 작업원의 출입을 입증할 수는 있으나 해당 작업을 실시했다고 볼 수 없으므로 제조기록서에 본인의 서명 날인을 함으로써 투명한 제조 작업을 보증할 수 있다.

7.3. 반품 및 재포장

> 가. 반품된 제품에 대하여는 품목명, 제조번호, 수량, 반품사유, 반품업소 및 반품일과 그 처리명세 및 처리일 등 반품에 관한 내용을 기록하여야 한다.

해 설

○ 반품 처리에 대한 절차 등은 반품 처리규정 내지 불만처리규정에서 정한다.

○ 반품된 제품은 제조업소의 제조 및 보관 조건을 벗어난 일반적인 환경에 노출되었다가 다시 돌아오게 되므로 그 안전성에 대한 주의를 기울여야 한다.

○ 반품은 내용물이 개봉된 경우와 그렇지 않은 경우가 있으므로 반품에 대한 적절한 조치를 하여야 하고, 어떤 경우라도 반품된 제품은 전수검사를 통하여 그 품질보존에 힘써야 한다.

> 나. 유통과정에서 반품된 제품으로서 다음 사항을 모두 만족한 경우에는 재입고 또는 재포장할 수 있다.
> 1) 적절한 조건에서 보관되었다는 것이 확인된 경우
> 2) 직접용기가 파손되지 않은 경우
> 3) 사용기한이 충분히 남아있는 경우
> 4) 시험·검사 결과 품질기준에 맞다는 것이 확인된 경우

해 설

○ 반품된 제품은 다른 제품과 혼입되지 않도록 구획하여 보관하여야 한다.

○ 반품과정 중의 저장조건, 보관조건 또는 운송의 결과로 인하여 제품, 용기, 카톤 또는 표시 문서의 상태가 그 품목의 안정성, 확인, 함량, 순도 등 품질에 의심이 나는 경우 그 제품에 대한 확인, 함량 또는 순도 등 규격에 맞는다는 것을 입증하지 않는 한 반품된 제품은 폐기하여야 한다.

○ 반품사유가 로트 전체의 문제가 내포되어 있는 경우에는 적절한 조사를

하여야 한다.

> **다. 재입고 또는 재포장 작업은 품질부서 책임자의 승인이 있어야 하며, 재포장을 하는 경우에는 품목 및 제조번호에 따라 재포장을 지시하고 기록서에 의하여 작업하고 적합으로 판정된 후 입고하여야 한다.**

해 설

○ 반품된 제품의 재입고 또는 재포장은 품질부서책임자의 승인이 없는 한 해서는 아니된다. 비록 재산상의 손실이 있을 수 있으나 반품된 제품은 그 품질 보전보다도 안전성 문제를 확인할 길이 없기 때문에 보편적으로 폐기한다.

○ 재포장을 하는 경우 품질부서책임자의 재입고 및 재사용 승인이 있은 후 제조관리책임자는 재포장 지시서를 발행하여 정상적인 제조공정과 동일하게 조작하여 입고시킨다.

> **라. 재포장한 제품에는 제조번호 등에 재포장한 것임을 나타내는 표시를 하여야 하며, 사용기한을 변경하여서는 안 된다.**

해 설

○ 재포장 제품의 철저한 사후관리를 위하여 거래처 확인 등 철저한 대외적인 대비책이 필요한 반면 대내적으로 별도의 관리번호를 부여하여 추적이 용이 하도록 하여야 한다.

○ 재포장 된 제품의 사용기한을 변경할 사유가 없으므로 이를 임의로 변경 하여서는 안된다.

7. 제조관리

> **마. 재입고 또는 재포장할 수 없는 반품인 경우에는 따로 보관하고, 규정에 따라 신속하게 폐기하여야 한다.**

해 설

○ 재활용할 수 없는 반품 제품은 완제품과 별도의 공간에 따로 보관하고 규정에 따라 신속히 폐기한다.

○ 폐기 시 모두 개봉하여 다른 사람들이 활용하지 못하도록 별도의 처리를 하여는 것이 좋으며, 최종 반품 상태의 제품과 수량을 알아볼 수 있도록 사진을 남기고 처분한다.

○ 한약재 폐기물은 비록 자연물이지만 산업폐기물에 해당하므로 폐기물 처리 업자에게 의뢰하여 폐기해야 하며, 농가의 사료나 퇴비로의 재활용은 바람직하지 않다.

8. 제조위생관리

8.1. 작업원의 위생

전염성 질환 등으로 인하여 한약재의 품질에 영향을 미칠 수 있는 작업원은 한약재와 직접 접촉하는 작업에 참여해서는 안 된다.

해 설

○ 한약재의 제조에 종사하고 있는 자는 전염성 질환에 감염되지 않았고, 신체 노출부위에 상처가 없도록 해야 한다. 특히 감염성 미생물 질환이나 진균성 질환(주부습진, 비듬, 무좀 등), 원충성 질환의 경우 호흡기나 피부를 통하여 직접적으로 한약재에 교차오염을 일으키기 때문에 품질에 영향을 미칠 수 있다.

○ "감염성질환 등으로 인하여 한약재 품질에 영향을 미칠 수 있는 작업원"이라 함은 다음과 같은 경우를 말한다.

- 전염성질환의 발생 또는 그 위험이 있는 자

    예) 감기, 감염성 결막염, 결핵, 세균성 설사, 트라코마 등

- 콧물 등 분비물이 심하거나 화농성외상에 의하여 의약품을 오염시킬 가능성이 있는 자

- 피로 또는 정신적인 고민 등으로 작업에 과오를 일으킬 가능성이 있는 자

○ 위와 같은 작업원에 대해서는 귀가 조치하는 것이 바람직하나 질병의 종류에 따라 의약품과 직접 접촉하지 아니하는 작업에 종사시키는 것은 무방하다.

○ 일상 작업과정 중에 지켜야 하는 위생관리 지침은 상시 작업원은 물론 외부 용역자나 임시 고용인에게도 똑같이 적용하여야 한다.

8.2. 작업소의 위생관리

가. 오염과 혼동을 방지하기 위하여 정리정돈을 잘하고 청결을 유지할 수 있도록 청소하여야 한다.

| 해 설 |

○ 오염과 혼동을 방지하기 위하여 한약재 제조공정에 사용한 각종 기구 내지 도구는 작업이 종료되는 즉시 세척하고 정해진 장소에 정리정돈 하여야 하며, 작업실 및 제조장비도 이와 같다.

○ 작업장 내의 폐기물 보관소(쓰레기통 등), 청소도구는 그 자체로서 오염원이 될 수 있으므로 적절히 관리하여야 한다.

나. 작업소 및 보관소에 음식물을 반입하거나 같은 장소에서 흡연을 하여서는 안 된다.

| 해 설 |

○ 작업소 및 보관소에 음식물을 반입하면 작업장에 떨어지는 일부 음식물에 의한 부패를 막을 수 없고 벌레가 모이는 등 악영향을 미치는 것을 막을 수 없으므로 작업장에 음식물 반입은 절대 금기하여야 한다.

○ 또한 흡연은 공기를 오염시킬 뿐만 아니라 재와 타르에 의한 분진이 한약재를 오염시키므로 작업장 내 금기사항 중 하나이다.

다. 해충이나 쥐를 막을 대책을 마련하고 정기적으로 점검·확인하여야 한다.

| 해 설 |

○ 벌레나 쥐의 침입은 제조환경 및 제품에의 오염, 제품의 신뢰성에 영향을

미치는 것 외에 작업자에게도 피해가 있기 때문에 이에 대한 대책이 필요하다.

○ 방충 대책으로는 공장 출입구에 에어커튼을 설치하여 외부로부터의 침입을 막는 방법과 작업실에 침입한 곤충을 유인하여 살충하는 살충유인등을 설치하는 방법이 있다. 일반적으로 살충유인등은 작업실에 설치하는 것이 아니고 외부와 작업실 사이의 전실 내지 복도에 설치한다.

○ 방서 대책으로 쥐약이나 쥐덫을 놓는 방법이 있으나 작업실 내에는 설치하지 않는 것이 원칙이다. 살서제는 공장 밖 주위에 놓아야 하며 설치 장소를 도면에 표시하여 관리하는 것이 바람직하다.

○ 벌레나 쥐의 실내 출입여부를 확인하기 위하여 점검표를 작성하여 매일 점검·기록하여야 한다.

○ 기계장치, 원료약품, 포장 또는 표시재료 등의 오염을 방지하기 위하여 사용한 살서제, 살충제, 방부제, 훈증제 및 청소 소독제의 사용 및 설치에 관한 사항은 기록문서를 비치하여 점검·기록하여야 한다.

8.3. 제조설비의 세척

> **가. 제조설비의 세척에 사용하는 세제 또는 소독제는 잔류하거나 적용하는 표면에 이상을 초래하지 않는 것이어야 한다.**

해 설

○ 세제 및 소독제(훈증제 등)의 사용에 관한 지침서가 있어야 한다. 그러한 지침은 기계, 원료, 용기, 마개, 포장, 표시재료 또는 한약재를 오염시키지 않도록 되어 있어야 하며 이 지침을 준수하여야한다.

○ 기계장치의 틈 등은 잘 세척되지 않고 오랫동안 잔류하는 경향이 강하므로 세척 시 기계의 틈을 잘 세척하여야 한다.

○ 일반적인 한약재 제조공정에서는 건조기의 트레이와 포제공정에 사용한 장비의 세척이 가장 어렵다. 이들은 열에 의해 일부 성분이 기구에 달라붙어 잘

세척이 되지 않으므로 틈새와 구성을 충분히 세척해야한다.

나. 세척한 제조설비는 다음 사용 시까지 오염되지 않도록 유지·관리하여야 한다.

해 설

○ 세척된 제조설비는 세척 후 청결이 유지되는 시간과 다음 사용까지 오염 방지를 위한 규정을 마련하고 이 규정에 따라 유지·관리하여야 한다.

○ 특히 포제공정에 사용한 장비는 열원과 한약재 성분에 의한 변성이 자주 일어나고 세척이 까다로운 만큼 다음 제품의 사용을 위해서라도 충분히 세척을 하고 그 유지·관리에 많은 관심을 가져야한다.

○ 세척 방법은 제조·품질관리기준서에 등재하여 관리하여야 하고, 이를 유지 관리하기 위하여 세척에 사용한 세제, 세척일자, 종료여부, 확인자 서명이 포함된 기록문서를 작성하여야하며, 매번 세척 종료마다 장비에 이 사실을 라벨 등으로 부착해 둠으로써 세척 여부를 관리하여야한다.

○ 제조장비 중 주설비 뿐만 아니라 반제품용기 또는 전용 기구도 세척 후 반드시 건조하여 라벨을 부착해야한다.

다. 제조설비의 세척은 세척 작업원, 세척 작업일 및 세척에 사용된 약품 등을 기록한 세척기록과 그 기계·설비를 사용한 품목 등 사용기록을 날짜순으로 작성하여 갖추어 두어야 하되, 세척기록과 사용기록은 통합하여 작성할 수 있다.

해 설

○ 기계 및 설비는 한약재의 안전성, 품질 또는 순도에 영향을 미쳐 허가기준을 벗어나는 변화를 일으킬 정도로 오작동하거나 오염되지 않도록 적당한 방법 및 간격으로 청소, 관리 및 소독하여야 한다.

○ 한약재를 제조, 가공, 포장 또는 보관하는데 사용하는 기계(기구를 포함한다)를 청소하고 청결을 유지하는 것에 관한 지침서를 마련하고 이를 지켜야 한다. 이 지침에는 다음 사항이 포함되어야 하나 이에 국한하는 것은 아니다.

- 기계의 청소 및 청결의 유지 책임자를 지정한다.

- 청소관리에 관한 계획(필요하면 소독제를 포함한다)이 있어야 한다.

- 기계의 청소방법(세척제의 희석방법을 포함한다) 및 사용하는 도구, 세척에 사용된 약품 등에 대한 충분한 설명이 있어야 하며, 세척제 또는 소독제(필요한 경우)의 상품명, 제조원을 등록하고, 유효성분의 농도, 희석방법 등을 규정하여야 한다.

- 필요한 경우, 적절한 청소를 보증하기 위하여 실시하는 기계의 각 부품의 분해 및 조립에 관한 사항

- 앞 로트의 표지를 제거하거나 지우는 것에 대한 사항

- 청소한 기계를 사용할 때까지 오염되지 않도록 보호하는 일에 관한 사항

- 사용 직전에 기계의 청결정도를 확인하는 일에 관한 사항

- 필요한 경우 제조 작업의 완료부터 기계의 청소까지의 허용시간의 설정에 관한 사항

○ 청결유지, 청소, 소독 및 점검에 대한 기록을 남겨야 한다.

○ 기계세척 및 사용기록부 ; 중요기계는 청소, 정비(윤활유 주유나 조정과 같은 일상정비는 제외) 및 사용에 관한 내용을 날짜와 시간, 사용제품을 그 로트번호와 함께 기계별 사용기록부에 기록하여야 하며, 기계를 청소하거나 정비한 사람과 그 작업의 실행사실을 이중점검한 사람은 사용기록부에 이름을 적거나 서명하여야 한다.

○ 사용기록부는 시간 순차에 따라 기입하여야한다.

9. 원료약품, 자재 및 제품의 관리

9.1. 입고관리

> 가. 반입된 원료약품 및 자재는 시험결과 적합판정이 날 때까지 격리·보관하여야 한다. 다만, 적합판정을 받은 원료약품 및 자재와 확실하게 구분할 수 있는 대책이 마련되어 있는 경우에는 그렇지 않다.

해 설

○ 원료한약재, 원료약품 및 중요자재(직접포장자재와 표시자재)가 반입되면 담당자는 구매의뢰서, 거래명세서, 제조업자의 시험성적서 등과 대조하여 원료약품명(자재명), 기원, 수량, 제조원(원산지증명서 및 수입면장), 규격, 제조번호, 외관 등 원료약품 및 자재가 정상적으로 반입되었는지 현장에서 인수검사를 실시하여야 한다.

  ※ 현장검수와 품질관리시험 ; 원료나 자재 입고 시 현장에서 실시하는 검사는 구매내용과 입고내용을 서면과 실수량으로 확인하고, 동시에 "성상"에 관한 시험을 실시한다.

  ※ 입고 현장에서의 "성상"이 확인된 후에야 품질관리시험을 위한 검체 채취가 시작된다.

○ 현장에서 인수검사가 완료된 원료약품 및 자재는 품질부서에서 적합판정을 받을 때까지 기존의 원·자재와 구분 또는 구획하여 보관하여야 한다.

> 나. 반입된 원료약품 및 자재의 외관 및 표시사항을 확인하고 제조번호가 없는 경우에는 관리번호를 부여하여 겉포장의 먼지를 제거한 후 보관하여야 한다.
> 다. 원료약품 및 자재가 반입되면 제조단위 또는 관리번호별로 시험용 검체를

> 채취하고 시험 중임을 표시하며, 검체의 용기·포장에 검체명, 제조번호, 채취일, 채취자 등을 표시하여야 한다.

해 설

○ 인수검사가 적합인 경우 담당부서에서는 원료약품 및 자재에 대해 시험 의뢰를 실시하고, 품질부서에서는 검체를 채취한 후 시험 중임을 표시하는 라벨을 부착한다.

○ 검체를 채취한 라벨에는 검체명, 관리번호(또는 제조번호)와 시험번호, 포장의 일련번호, 채취일자 및 채취자가 반드시 기재되어 있어야 한다.

  ※ 포장의 일련 번호 : 총 10개가 입고된 경우 1/10 ··· 10/10으로 표시한다.

9.2. 보관관리

> 가. 보관업무에 종사하지 않는 사람의 보관소 출입을 제한하여야 한다.

해 설

○ 원료약품, 자재, 완제품, 부적합품 및 반품 등의 도난, 분실, 변질 등을 방지하기 위해 보관소의 출입을 제한하고, 경우에 따라 잠금장치를 설치하여야 한다.

○ 담당자 이외의 자에 대한 보관소 출입 제한은 원료와 자재 및 완제품의 품질 보존에 가장 중요한 역할을 한다. 또한 눈으로 쉽게 구별할 수 없는 상태의 원료가 혼용된다든지 라벨이 바뀌는 경우 치명적인 결함을 일으키기 때문에 보관소 출입에는 절대적인 제한이 따른다.

> 나. 원료약품, 자재, 완제품, 부적합품 및 반품된 제품은 각각 구획된 장소에 종류별로 보관하여야 한다. 다만, 원료약품, 자재 및 완제품이 혼동을 일으킬 우려가 없는 시스템에 의하여 보관되는 경우에는 그렇지 않다.

9. 원료약품, 자재 및 제품의 관리

> **해 설**

○ 원료약품, 자재, 반제품 및 완제품은 각각 종류별, 제조번호별로 보관하여야 한다. 특히 반품이나 부적합품은 반드시 구획 또는 구분된 곳에 보관하고 가급적이면 잠금장치를 설치하여야 하며, 그 안에 재고관리대장을 비치·운영하여야 한다.

○ 자동화장치를 이용한 재고관리를 하여 상호 혼동을 일으킬 위험이 없다고 하더라도 인위적 과오를 줄이기 위하여 매일 정기적인 점검(위치에 따른 각 보관 상황)과 기록이 필요하다.

   ※ 보편적으로 원료창고, 자재창고 및 완제품 창고는 각 보관조건들이 상이하므로 각각 구획 관리하고, 그 안에 부적합품 보관실을 별도로 설치하거나 아예 건물 밖에 설치하는 것이 바람직하다. 다만 완제품이나 원료의 저온 보관이 공동으로 필요한 경우 저온 보관실에 공동으로 보관할 수 있으나 엄격히 구분·관리하여야 한다.

다. 원료약품, 자재 및 완제품은 제조번호 또는 관리번호별로 시험 전후를 표시하고 구분·보관하여야 한다. 다만, 자동관리 시스템인 경우에는 표시를 생략할 수 있다.

> **해 설**

○ 원료약품, 자재 및 완제품에는 제조번호 또는 관리번호별로 시험 전·후를 표시하고 구분·보관하여야 한다. 즉 "시험중(노란색)"라벨과 "시험적합(녹색)" 라벨 또는 "시험부적합(적색)"라벨을 부착해 둠으로써 시험 전·후를 표시하여야 한다.

라. 원료약품, 자재 및 완제품은 바닥과 벽에 닿지 않도록 보관하고 선입선출에 의하여 출고할 수 있도록 정리·보관하여야 한다.

해 설

○ 원료약품, 자재 및 완제품은 바닥에 닿지 않도록 깔판(분진이 나지 않고 부패되지 아니하는 플라스틱 재질 등) 위에 보관하고 또한 벽이 닿지 않도록 공간을 두어 환기가 자연스럽게 이루어지고, 동시에 선입선출을 위한 작업자의 동선 확보 및 청소 공간을 확보를 하여야 한다.

마. 시험결과 부적합으로 판정된 원료약품 및 자재는 부적합 표시를 하여 다른 원료약품 및 자재와 구별하고 신속하게 처리하여야 한다.

해 설

○ 시험 결과 부적합으로 판정된 원료약품 또는 자재는 부적합표시를 하여 다른 원료약품 또는 자재와 구획 또는 구분하여 보관하고 신속히 반품하거나 폐기 처리한다. 보통 "적색"바탕에 "부적합"이라 표기된 라벨을 사용한다.

바. 원료약품, 자재, 반제품 및 완제품은 품질에 나쁜 영향을 미치지 않는 조건에서 보관하여야 한다.

해 설

○ "품질에 나쁜 영향을 미치지 아니하는 조건에서 보관"이라 함은 안정성 시험을 통해 얻은 해당 물품의 적절한 보관조건을 말하는 것이다.

○ 특히 곤충이나 쥐의 침입을 차단하기 위하여 외부와 직접 통하지 않도록 설계하는 것이 바람직하나, 그렇지 않은 경우 방충·방서를 철저히 하여 곤충이나 쥐의 침입을 차단하여야 한다.

○ 저온 보관이 필요한 경우 반드시 저온보관소에 보관하여야 한다.

> 사. 표시재료는 제품별, 종류별로 구분·보관하여야 하며 표시내용이 변경된 경우에는 이전의 자재와 섞이지 않도록 하기 위한 조치를 마련하여야 한다.

해 설

○ 표시재료는 자칫 잘못 사용되는 경우 전혀 다른 제품이 될 수 있으므로, 자재 보관실에는 표시재료를 각각 구분하여 보관하거나 잠금장치 등을 설치하여 내용물이 혼용되지 않도록 주의한다.

○ 표시내용의 변경이 있을 때는 제품표준서 등에 변경 사항을 등재하고, 기존 표시재료는 즉시 폐기하는 것이 바람직하다.

9.3. 원료약품의 보관관리

> 가. 원료한약재는 적합판정된 원료한약재와 구획하여 보관하여야 한다.
> 나. 보관소는 적절한 온도 및 습도가 유지되도록 정기적으로 점검·기록하여야 한다.
> 다. 쥐, 해충, 미생물 등으로부터 오염되지 않도록 관리하여야 한다.

해 설

○ 원료한약재와 완제품은 각각 구획하여 보관하는 것을 원칙으로 한다.

○ 보관소는 원료, 자재, 반제품 및 완제품의 품질 보존을 위하여 적절한 온도와 습도를 유지할 필요가 있으며, 제조부서책임자 또는 보관관리책임자는 보관소의 온도와 습도를 매일 점검·기록하여야 한다.

○ 보관소의 온·습도에 따라 자체 곰팡이의 증식과 곤충발생이 우려되므로 이에 대한 적절한 조치가 필요하며, 특히 여름철에는 제습장치를 가동하여 한약재가 인습에 의한 2차 오염이 일어나지 않도록 주의하여야 하고, 필요한 경우 재건조

등 적절한 조치가 필요하다.

○ 한약재는 쥐의 먹이가 많으므로 원료 및 완제품 보관실에 쥐가 출입하지 않도록 방서장치를 설치하는 등 각별한 주의가 필요하다.

라. 곰팡이의 증식과 충해를 방지하기 위하여 약제를 살포하거나 훈증하는 경우 약전(藥典)에 따르고, 약제살포 및 훈증기록은 3년간 보존한다.

해 설

○ 대한민국약전 통칙에는 한약재의 보관에 필요한 훈증제를 언급하고 있으나 그 잔류에 의한 안전성(safety)이 문제가 되므로 반드시 훈증제에 대한 기록 및 관리가 필요하다.

○ 훈증제는 의약품 첨가제로 관리하고 있으므로 완제품 출하시 그 잔류량을 반드시 품질관리하고 적정선을 유지해야 하며, 훈증기록은 3년간 보존해야 한다.

○ 훈증 후의 원료약품은 즉시 사용하지 않는다.

마. 되도록 기원, 산지, 채취시기 등을 표시하여 구분·관리하는 것을 원칙으로 한다.

바. 방향성 성분을 함유한 원료한약재는 성분이 날아가는 것을 방지하기 위하여 기체 투과를 방지할 수 있는 포장재를 사용하여 포장하고 저온에 보관한다.

사. 원료한약재는 통상 60℃ 이하에서 건조하며 정유를 함유하고 있는 원료한약재는 정유(精油)가 날아가는 것을 방지하기 위하여 저온에서 보관한다.

해 설

○ 원료한약재는 그 기원과 산지, 채취시기에 따라 구분 보관하고, 각각 시험하며, 관리번호를 부여하고 선입·선출이 쉽도록 저장한다.

○ 원료를 한 개의 보관실에 보관하는 경우 서로 다른 인습성과 방향성 때문에 약재간의 교차오염을 일으킬 수밖에 없다. 따라서 항온·항습을 유지해 줌으로써 완충 역할을 할 수 있도록 유지하여야 한다.

○ 방향성분이 주성분인 한약재는 다른 한약재에서 같은 방향성분이 검출될 수 있으므로 가급적 저온에서 기밀용기에 담아 유출되지 않도록 주의하여야 한다.

9.4. 출고관리

> 가. 출고는 선입선출방식으로 하여야 하며, 그렇지 않은 경우에는 타당한 사유가 있어야 한다.
> 나. 원료약품 및 자재는 시험결과 적합으로 판정된 것만을 작업소로 보내야 한다.
> 다. 완제품은 품질부서 책임자가 출하승인한 것만을 출하하여야 하며 제품명, 제조번호, 출하일, 거래처 및 수량 등을 기록·관리하여야 한다.

해 설

○ 모든 물품(원자재 및 완제품)은 선입·선출방법에 의해 불출하여야 한다. 다만, 나중에 입고된 제품이 사용기한 또는 유효기한이 짧은 경우는 선입된 제품보다 선출할 수 있다. 이외에도 선입·선출을 하지 못하는 특별한 사유가 있을 경우, 품질부서책임자의 승인을 받아 나중에 입고된 제품을 먼저 사용할 수 있다.

○ 원료와 자재 출고 시 시험결과 적합으로 판정된 것만을 출하해야하며, 각각의 시험번호 또는 관리번호를 제조지시서에 기재하여야 한다.

○ 출하되는 모든 완제품에 대해 거래처를 추적할 수 있도록 제품명, 제조번호, 출하일자, 거래처 및 수량 등이 포함된 완제품 입·출고 관리대장을 기록·관리하여야 한다.

한약재 제조 및 품질관리기준

10. 불만처리 및 제품회수

> 가. 제품에 대한 불만을 효과적으로 처리하기 위하여 불만처리규정을 작성하고 불만처리위원회를 구성하여 운영하여야 한다.

해 설

○ 불만이 발생한 경우 필요 시 제조기록과 시험기록의 점검·확인, 보관검체의 시험 등을 실시하고 그 결과에 따라 적절히 조치한다.

○ 불만처리를 신속하게 하기 위하여 불만처리체제(영업부서, 제조부서, 품질부서를 망라한 불만처리위원회의 구성)를 갖추고 처리방법 등을 규정하고 불만처리에 의해서 얻은 자료를 제조관리 및 품질관리의 개선에 활용될 수 있도록 자세히 기록하여 보존한다.

> 나. 소비자로부터 불만을 접수한 경우에는 신속하게 불만내용을 조사하여 그 원인을 규명하고, 재발방지대책을 마련하며 소비자에게 적절한 조치를 하여야 한다.

해 설

○ 소비자로부터 구두(口頭), 전화 또는 문서로 받은 품질에 관한 모든 불만을 접수한 경우 불만처리규정에 의한 절차에 따라 기록하고 조사한다.

○ 소비자에게는 불만 발생의 원인 및 재발 방지책을 함께 제시하는 등 적절한 조치를 하여야한다.

> 다. 불만처리기록에는 다음 사항이 포함되어야 한다.
> 1) 제품명 및 제조번호
> 2) 불만제기자의 이름 및 연락처
> 3) 불만 접수 연월일
> 4) 불만내용
> 5) 불만처리 결과 및 조치사항

해 설

○ 다음 사항이 포함된 불만처리기록서를 작성하는 것이 권장된다.

- 불만제기자의 이름 및 연락처
- 불만을 접수한 사람의 이름, 직위 및 전화번호
- 불만의 내용(주원료의 명칭/제품명 및 제조번호 포함)
- 불만을 접수한 날짜
- 최초로 취한 조치(날짜 및 담당자 이름 포함)
- 추적 조사한 내용
- 불만 제기자에 대한 대응(날짜 포함)
- 불만에 대한 최종 결징
- 조치 사항 및 재발 방지 대책

> 라. 출하된 제품에 중대한 결함이 있는 경우에는 신속히 조치하고 그 기록을 보존하여야 하며, 재발방지대책을 수립하여 시행하여야 한다.

해 설

○ 출하 후에 품질 불량으로 판명된 제품 또는 그러한 의심의 여지가 있는 제품에

대해서 신속하고 효과적으로 시장으로부터 회수하기 위해 그 회수 방법과 원인규명, 개선조치, 회수품의 보관관리, 처리방법 등에 대한 절차서를 만들고 이를 준수해야 한다.

○ 「약사법」 제39조(위해의약품등의 회수) 및 「의약품 등의 안전에 관한 규칙」 제50조(위해등급평가 및 회수계획서 제출) 등의 규정에 의하여 안전성, 유효성에 문제가 있는 제품에 대하여는 지체 없이 유통중인 제품을 회수하거나 회수에 필요한 조치를 하여야한다.

(예시) 불만 접수 대장

접수일자/시간	제품명(포장형태)	제조번호	제조일자	불만내용	불만제기자(연락처)	관련부서 통보일자	불만등급	처리기한	완료일자	비고

마. 회수품은 격리·보관하고 정해진 규정에 따라 조치하여야 한다.

해 설

○ 회수품은 불만처리가 종료될 때까지 폐기하여서는 아니 된다. 경우에 따라서는 재발 방지를 위하여 오히려 장기 보존하기도 한다.

○ 회수품을 폐기할 때 품질부서책임자와 제조관리자의 폐기 승인이 있어야 하며, 이하 부적합품 폐기 절차에 따라 처리한다.

11. 자율점검

> 가. 계획을 수립하여 자체적으로 제조 및 품질관리가 이 기준에 맞게 이루어지고 있는지를 정기적으로 자율점검을 하여야 한다. 다만, 기준일탈이나 제품회수가 빈번하게 발생하는 등 특별한 경우에는 추가로 실시하여야 한다.

해 설

○ 자율점검은 한약재 제조업자가 한약재의 제조 및 품질관리 과정에 대해 자율적으로 점검하여 GMP 준수상태를 파악하여 미비한 점을 스스로 개선함으로써 우수한 한약재를 제조하도록 하는데 그 목적이 있다.

○ 자율점검은 1년에 1회 이상 정기적으로 실시하여 한약재의 제조 및 품질관리 과정에 대해 평가하여야 한다. 그리고 기준일탈이나 제품회수 등의 한약재의 품질에 대한 문제발생이 빈번한 경우는 추가로 실시하여 제조 및 품질관리 과정에 문제가 있는지 확인한다.

○ 자율점검 규정에는 시기, 방법, 결과의 보고, 개선권고사항에 대한 처리절차 등이 포함되어야 한다. 개선권고사항에 대해서는 사후관리를 지속적으로 실시하여 문제점이 개선될 수 있도록 해야 한다. 자율점검을 실시할 때 종전의 개선권고사항에 대한 점검을 포함하여 실시하도록 한다.

> 나. 자율점검을 실시할 수 있는 사람은 품질부서 책임자 또는 품질부서 책임자가 지정하는 사람으로서 이 기준에 대한 지식과 경험이 풍부한 사람이어야 하며, 필요한 경우에는 외부 전문가에게 의뢰하여 실시할 수 있다.

해 설

○ 자율점검 구성원은 자율점검 계획을 수립하는 단계에서 2~3명을 선임한다. 자율점검 구성원은 제조 및 품질관리과정에 지식과 경험이 많은 사람으로 하며, 필요한 경우는 외부전문가에게 의뢰하여 실시할 수 있다. 자율점검 구성원은 자율점검의 목적·범위 등을 미리 파악하고 실시한다.

> **다. 자율점검은 사전에 목적·범위 등을 정하여 실시하며, 자율점검 후에는 그 결과와 개선요구사항 등이 포함된 보고서를 작성하여야 하고, 개선요구사항에 대해서는 기한을 정하여 개선하여야 한다.**

해 설

○ 자율점검 결과에 대해서는 중요도에 따라 점검 내용을 분류하고 제조업소의 대표자에게 보고하여 일정 기간 내 개선이 될 수 있도록 조치하여야 한다.

○ 또한 필요시에는 주요 원자재의 제조업자에 대해 점검을 실시하여 품질관리의 유지 상태를 확인하여 원자재 등이 사용목적에 적합한 품질수준으로 제조되고 있는 것을 확인하여 그 결과를 기록하고, 원자재의 제조업자가 실시한 자율점검 관련 자료 및 시정조치 등을 확인하여 품질관리 능력과 시스템을 확인할 수도 있다.

○ 제조 또는 시험의 수탁자의 경우도 가항의 방법을 사용하여 제조관리와 품질관리가 적절히 이루어지고 있음을 정기적으로 확인하는 것이 바람직하다.

12. 교육 및 훈련

> 가. 교육책임자 또는 담당자를 지정하고 교육·훈련의 내용 및 평가가 포함된 교육·훈련규정을 작성하여야 하되, 필요한 경우에는 외부 전문기관에 교육을 의뢰할 수 있다.
> 나. 작업원에 대한 교육·훈련은 연간계획을 수립하여 실시하며, 작업원이 맡은 업무를 효과적으로 수행할 수 있도록 제조·품질관리와 그 밖에 필요한 사항에 대하여 실시하여야 한다.
> 다. 교육 후에는 교육결과를 평가하고, 필요하면 재교육을 하여야 한다.

해 설

○ 교육책임자 또는 담당자를 지정하여 교육에 대한 전체 사항을 주관하도록 한다. 또한 교육훈련규정에는 교육의 대상, 교육계획, 교육 실시방법, 평가방법 등이 포함되어 있어야 한다.

○ 효율적인 교육·훈련을 위해서는 의약품의 특수성, 제조관리, 품질관리, 제조위생관리 전반에 걸쳐 부서별, 직급별로 계획을 수립하여 체계적으로 실시하며, 특히 신입사원에 대해서는 철저히 교육·훈련을 시킨 후 작업에 참여하도록 한다. 계약직사원에 대해서도 작업 내용에 따라 교육·훈련을 실시해야 한다.

○ 교육훈련규정에 포함되어야 할 내용은 아래와 같다.

- 교육대상자의 구분 : 작업원의 지식, 한약재 제조관리 및 품질관리 업무경험에 따라 작업원을 분류하여 교육대상자의 구분에 따라 교육의 내용 등을 정하여 교육을 실시한다.

- 교육의 종류 : 사내에서 실시하는 교육의 종류는 정기적인 교육과 기타 (수시)의 교육으로 나누어진다. 정기교육은 교육실시계획서에 따라 정기적으로 실시되는 교육으로 전체 교육과 부서별 교육이 있다. 신입사원 교육과 계약직사원에 대해서도 별도의 교육실시계획서를 작성하여 교육을 실시한다. 기타의 교육은 GMP문서 제·개정에 따른 교육, 문제발생에 대한 교육, 소속 부서의 변경에 따른 부서별 교육, 참고자료나 정보의 회람 등이 있다.

- 교육실시 방법 : 교육은 강의식, 회람식, 외부교육의 참석, 주제 토론, 과제물 부여 등의 방법으로 실시한다. 전체교육의 경우는 강의식 교육이 효과적이며, GMP문서의 개정 등과 같은 경우는 회람식 교육방법이 적당하다. 신입사원의 교육 시 별도의 과제물을 부여하거나 일지를 작성하도록 할 수 있다.

- 교육의 평가 : 교육을 실시한 경우 회람식 교육이나 외부교육 참석의 경우 등을 제외하고는 교육 결과를 평가한다. 평가의 방법으로는 시험평가, 구두평가, 실습평가 및 개인별 소감문 작성 등이 있다. 평가결과에 따라 재교육을 실시한다.

- 업무자격의 부여 : 업무의 종류에 따라 필요한 교육을 미리 정하여, 업무에 배치하기 전 해당하는 업무에 대한 교육을 실시하여 업무 자격을 부여한다. 개인별 업무이력서를 작성하여 개인에 대한 업무이력을 파악할 수 있도록 한다.

- 기록의 보관 : 교육실시계획서, 교육실시 결과보고서, 강의 교안, 개인 교육기록 카드, 개인 업무이력 등을 작성하고 보관한다.

13. 실태조사 등

13.1. 평가

가. 식품의약품안전처장 또는 지방청장은 이 기준의 적용대상이 되는 한약재에 관한 제출 자료가 이 기준에 적합한지를 평가한다.

나. 가목에 따른 평가를 하려면 해당 한약재는 품목별로 3개 제조단위 이상에 대하여 이 기준을 적용한 실적이 있어야 한다.

13.2. 판정

가. 식품의약품안전처장 또는 지방청장은 제 13.1호에 따른 평가 시 관련 단체에 제출자료에 대한 검토를 의뢰할 수 있다.

나. 식품의약품안전처장 또는 지방청장은 품목별로 이 기준에 맞는지를 판정하기 위하여 제조소에 대한 실태조사를 실시할 수 있다.

다. 한약재의 제조업자 등은 수익자부담원칙에 따라 실태조사에 필요한 경비의 전부 또는 일부를 부담한다.

13.3. 조사관

가. 식품의약품안전처장은 제13.2호나목에 따른 실태조사에 철저히 하기 위하여 법 제78조제1항에 따른 약사감시원 중에서 이 기준에 맞는지를 판정하는 조사관(이하 이 표에서 "조사관"이라 한다)을 둔다.

나. 조사관은 다음의 어느 하나에 해당하는 사람으로서 민간위탁 교육기관의 한약재 제조 및 품질관리기준 조사관 교육을 이수한 사람 중에서 임명한다.
  1) 약사 또는 한약사
  2) 이 기준에 대한 풍부한 지식과 경험을 가진 사람

13.4. 기타

> 가. 식품의약품안전처장은 교육전문기관 또는 단체에 이 기준에 관하여 지도·교육을 의뢰할 수 있다.
>
> 나. 식품의약품안전처장은 이 기준을 실시하기 위하여 이 기준의 실시에 관한 세부 사항을 정할 수 있다.

해 설

○ GMP 적격업체로 승인받고자 하는 한약재 제조업소는 「약사법 시행규칙」이 정하는 바에 따라 실시상황평가신청서와 소정의 구비서류를 갖추어 식품의약품안전처장에게 평가신청을 한다.

○ 한약재 제조업소로부터 평가신청을 받은 식품의약품안전청장은 자료가 크게 미비할 때는 반려, 일부 미비한 경우에는 보완하도록 하고 보완이 완료되면 현장실사를 통하여 구조설비(hardware)와 조직관리(software)가 GMP 규정에 적합한지의 여부를 점검하고 판정한다.

○ GMP 적격업소 승인에 대한 문서 평가는 전문가로 구성된 위원회에 검토를 의뢰할 수 있으며, 이 기간에 제조업소는 필요한 보완을 할 수 있다. 또한 제조업소의 실태조사를 통하여 각종 기준서 등 규정에서 정하는 바에 따라 GMP의 운영능력과 준비상황을 평가한다.

○ "실태조사"는 GMP 적격업소로 승인받고자하는 한약재 제조업자에 대한 평가방법과 절차를 정한 항으로 제조업자는 구축된 제조시설과 기준서를 운영하여 당해 품목의 3개 이상 제조단위를 생산한 결과자료를 첨부하여 신청하여야 하며, 식품의약품안전청장은 조사관을 파견하여 사전 서류심사 및 현장 실태조사를 함으로써 그 적부 여부를 판정한다.

○ 이것은 시설, 문서 등이 현재 GMP에 적합하게 운영되고 있다는 사실을 가지고 평가하여 승인하는 것이기 때문에, 한약재의 판매는 제조업 및 품목제조 허가(신고)를 받은 후 GMP 적격업소로 승인받은 후에야 가능하다.

○ 이 기준에서 정하지 않은 사항(적격성평가, GMP 실시상황 평가 등 세부기준)에 대하여는 식품의약품안전처고시 및 운영지침 등을 참고한다.

[별표 2]

한약재 제조 및 품질관리기준

(제4조제1항제6호다목, 제48조제5호라목 및 같은 조 제9호 관련)

1. 용어의 정의

   이 기준에서 사용하는 용어의 뜻은 다음과 같다.

   가. "제조"란 포장 및 표시작업을 포함하여 한약재를 생산하기 위하여 하는 모든 작업을 말한다.

   나. "원료한약재"란 동물, 식물 또는 광물에서 채취된 것으로서 한약재의 원료로 사용하기 위한 세척·선별·절단 등 가공을 하지 않은 상태의 것을 말한다.

   다. "원료약품"이란 완제품의 제조에 사용되는 물질(자재는 제외한다)을 말하며, 완제품에 남아 있지 않은 물질을 포함한다.

   라. "자재"란 포장과 표시작업에 사용되는 용기, 표시재료, 첨부 문서, 포장재료 등을 말한다.

   마. "반제품"이란 제조공정 단계에 있는 것으로서 필요한 제조공정을 더 거쳐야 완제품이 되는 것을 말한다.

   바. "완제품"이란 한약재 제조에서 모든 제조공정이 완료된 것을 말한다.

   사. "관리번호"란 제조단위를 부여할 수 없는 자재 등을 관리하기 위하여 부여한 번호로서 숫자·문자 또는 이들을 조합한 것을 말한다.

   아. "제조단위" 또는 "로트"란 동일한 제조공정으로 제조되어 일정수준의 균질성을 가지는 한약재의 일정한 분량을 말한다.

   자. "제조번호" 또는 "로트번호"란 일정한 제조단위분에 대하여 제조관리 및 출하에 관한 모든 사항을 확인할 수 있도록 표시된 번호로서 숫자·문자 또는 이들을 조합한 것을 말한다.

차. "중요공정" 또는 "중요 기계·설비"란 제품의 품질에 영향을 미치는 공정 또는 기계·설비를 말한다.

카. "수율"이란 이론 생산량에 대한 실생산량의 백분율을 말한다.

타. "이론 생산량"이란 원료약품의 투입량으로부터 이론적으로 계산된 반제품 또는 완제품의 양을 말한다.

파. "실생산량"이란 제조공정에서 실제로 얻은 양을 말한다.

하. "일탈"이란 제조 또는 품질관리 과정에서 미리 정해진 기준을 벗어나 이루어진 행위를 말한다.

거. "기준일탈"이란 시험의 결과가 미리 정해진 시험기준을 벗어난 경우를 말한다.

너. "교정"이란 계측기, 시험기기 또는 기록계가 나타내는 값과 표준기기의 참값을 비교하여 오차가 허용범위 안에 있음을 확인하고, 허용오차범위를 벗어나는 경우 허용범위 안에 들도록 조정하는 것을 말한다.

2. 시설 및 환경의 관리

2.1 시설관리

한약재 제조소는 「의약품 등의 제조업 및 수입자의 시설기준령」에서 정한 시설기준에 맞도록 필요시설을 갖추어야 하며, 다음 각 목에 따라 정기적으로 점검하여 한약재의 제조 및 품질관리에 지장이 없도록 유지·관리하고 해당 내용을 기록하여야 한다.

가. 작업소의 기계·설비는 제조공정 흐름에 따라 배치할 것

나. 시험에 사용되는 중요 기계·설비 및 계측기에 대하여 정기적으로 교정할 것

다. 완제품 포장을 위한 작업실은 선별, 이물제거를 포함한 세척, 건조, 절단

및 포제를 위한 작업실과 분리할 것

라. 이물제거, 건조, 절단, 세척 등을 위한 적절한 기계 또는 설비를 갖출 것 (해당 공정이 있는 경우에 한정한다)

마. 필요한 경우 금속을 검출할 수 있는 금속감지기를 설치할 것

바. 원료약품과 완제품을 필요한 보관조건에 따라 보관할 수 있는 시설을 갖출 것

사. 보관소는 환기(통풍)가 잘되고 직사광선을 차단할 수 있을 것

아. 쥐, 해충, 먼지 등을 막을 수 있는 시설을 갖출 것

2.2 자동화장치 등의 관리

가. 제조 및 품질관리에 자동화장치 등(컴퓨터나 관련 시스템을 포함한다. 이하 같다)을 사용할 경우에는 계획을 수립하여 정기적으로 교정 및 성능점검을 하고 기록할 것

나. 자동화장치 등의 기록 변경은 권한이 있는 사람만 할 수 있도록 하고 적절하게 관리할 것

다. 자동화장치 등에 의한 모든 기록은 별도로 저장·보관하여야 하고, 이 경우 출력물이나 테이프 및 마이크로필름 등과 같은 대체 시스템을 이용하여 별도로 보관된 자료가 유실되지 않도록 관리할 것

2.3 환경관리

제조조건과 보관조건에 적정한 온도 및 습도가 유지되도록 정기적으로 점검할 것

3. 조직

3.1 조직의 구성

가. 제조소에 제조부서 및 품질부서를 총괄하는 제조관리자(「약사법」 제36조제3항에 따른 제조관리자를 말한다. 이하 같다)를 두어야 하며, 이 기준에 대한 충분한 지식과 한약재에 대에 대한 전문지식을 가지고 있고 한약재를

감별할 수 있어야 한다.

나. 제조소에 서로 독립된 제조부서와 품질부서를 두고 이 기준에 대한 충분한 지식을 가지고 있는 책임자를 각각 두어야 하며, 이 경우 책임자는 겸직해서는 안 된다.

다. 제조소에는 제조관리 및 품질관리 업무를 수행할 수 있는 적절한 인원을 배치하여야 하며, 그 작업원은 이 기준 및 담당 업무에 관한 교육·훈련을 받은 사람이어야 한다.

3.2 제조부서 책임자

제조부서 책임자는 제조공정관리, 제조위생관리 및 보관관리를 담당하는 부서의 책임자로서 다음 각 목의 사항을 이행하여야 한다. 가. 제조관리를 적절히 하기 위하여 제품표준서 및 제조·위생 관련 기준서에 성명을 적고 서명하여 승인을 받아 갖추어 두고 운영하여야 한다.

나. 제4.1호타목의 제조지시서에 따라 작업을 지시하고 제조지시서에 따라 제조되는지를 점검·확인하여야 하며, 한약재에 일탈이 있는 경우에는 이를 조사하고 기록하여야 한다.

다. 제조위생관리 및 보관관리가 규정대로 되고 있는지를 점검·확인하여야 한다.

3.3 품질부서 책임자

품질부서 책임자는 원료약품, 자재, 반제품 및 완제품의 품질관리를 담당하는 부서의 책임자로서 다음 각 목의 사항을 이행하여야 한다.

가. 품질관리를 적절히 하기 위하여 제품표준서 및 품질 관련 기준서에 성명을 적고 서명하여 승인을 받아 갖추어 두고 운영하여야 한다.

나. 제4.2호파목의 시험지시서에 따라 시험을 지시하고 시험지시서에 따라 시험이 진행되는지를 점검·확인하여야 하며, 한약재에 일탈 및 기준일탈이 있는 경우에는 이를 조사하고 기록하여야 한다.

다. 품질에 관련된 모든 문서와 절차를 검토하고 승인하여야 한다.

라. 제6.1호가목 및 제7.1호가목의 시험성적서 및 제조단위별 제조기록서의 내용을 검토하고 제품의 출하를 승인하여야 한다.

마. 시험결과에 따라 원료약품 및 자재의 사용 여부, 제조공정의 진행 여부 또는 제품의 출하 여부를 결정하고 그 결과를 미리 정한 절차에 따라 관련 부서에 통지하여야 한다.

바. 부적합품이 규정된 절차대로 처리되고 있는지를 확인하여야 한다.

사. 제10호의 불만처리 및 제품회수에 관한 사항을 주관하여야 한다.

아. 제11호의 자율점검을 계획하고 추진하여야 한다.

자. 제조 또는 시험의 수탁자와 주요 원료약품 및 자재의 제조업자를 평가하여야 한다.

차. 원료약품, 자재 및 완제품의 보관조건을 지정해야 한다.

4. 기준서

한약재의 제조관리와 품질관리를 적절히 이행하기 위하여 제4.1호부터 제4.2호까지의 규정에 따른 제품표준서, 제조·품질 관리기준서(필요한 세부 사항을 문서화한 지침 또는 방법서를 포함한다)를 작성하여 갖추어 두어야 한다.

4.1 제품표준서

제품표준서는 품목마다 작성하며, 다음 각 목의 사항이 포함되어야 한다.

가. 제품명

나. 허가(신고) 연월일 및 허가(신고)사항 변경 연월일

다. 효능·효과, 용법·용량 및 사용상의 주의사항

라. 기원(사용 부위 및 성상)

마. 육안 또는 현미경 감별기준(사진자료 등 포함) 및 평가방법

바. 품질규격 및 위해물질 기준

사. 허가받은(신고한) 원료약품 및 그 분량, 제조단위당 기준량

한약재 제조 및 품질관리기준

아. 제조공정 흐름도, 상세한 공정별 제조방법 및 수율

자. 작업 중 주의할 사항

차. 제조관리 및 품질관리에 필요한 시설 및 기기

카. 사용기한

타. 다음 사항이 포함된 제조지시서

　1) 제품표준서의 번호

　2) 제품명

　3) 제조번호, 제조 연월일 및 사용기한

　4) 제조단위

　5) 사용된 원료약품의 관리번호 및 시험번호, 허가받은 원료약품의 분량 및 제조단위당 기준량

　6) 상세한 제조방법 및 작업 중 주의할 사항

　7) 공정별 수율관리기준

　8) 제조지시자 및 지시 연월일

파. 그 밖에 필요한 사항

4.2 제조·품질 관리기준서

　제조·품질 관리기준서를 작성하여야 하며, 다음 각 목의 사항이 포함되어야 한다.

가. 제조공정관리에 관한 사항

나. 시설 및 기기 관리에 관한 사항

　1) 정기적인 점검방법

　2) 작업 중인 시설 및 기기의 표시방법

　3) 고장 등 사고발생 시에 하여야 할 조치

　4) 계측기의 규격설정 및 교정방법

다. 원료약품 관리에 관한 사항

1) 입하 시 품명, 규격, 수량 및 포장용기의 훼손 여부에 대한 확인방법과 훼손되었을 경우 그 처리방법

2) 보관장소 및 보관방법

3) 시험결과 부적합품에 대한 처리방법

4) 취급 시의 혼동 및 오염 방지대책

5) 출고 시 선입선출(先入先出) 및 중량 또는 용량이 측정된 용기의 표시사항

6) 재고관리

7) 원료한약재의 경우에는 다음의 사항이 포함되어야 한다.

 가) 원료한약재의 기원, 원산지, 재배 및 수집, 살충제 등의 관리사항

 나) 원료한약재의 관리단위에 관한 기준

 다) 토사 등의 이물, 곰팡이 등의 미생물 오염을 방지하기 위한 적절한 시설, 방법 및 해당 조건하에서의 저장에 대한 사항

 라) 충해를 방지하기 위하여 훈증제를 사용하는 경우 훈증제의 독성에 관한 사항과 훈증기록 보존에 관한 사항

8) 필요한 경우 자가 사용기준(품질보증방법을 포함한다)과 장기보관 시 품질 이상의 우려가 있는 경우 재시험방법

라. 자재 관리에 관한 사항

1) 입하 시 품명, 규격, 수량 및 포장의 훼손 여부에 대한 확인방법과 훼손되었을 경우 그 처리방법

2) 보관장소 및 보관방법

3) 시험결과 부적합품에 대한 처리방법

4) 불출방법과 사용하고 남아서 반납된 표시재료의 수량 확인방법

5) 표시기재사항의 변경 시 하여야 할 조치

6) 취급 시의 혼동 및 오염 방지대책

7) 재고관리

8) 필요한 경우 자가 사용기준(품질보증방법을 포함한다)과 장기보관 시 외부에 노출되는 등 품질 이상의 우려가 있는 경우 재시험방법

마. 완제품 관리에 관한 사항

1) 입하·출하 시 승인판정의 확인방법

2) 보관장소 및 보관방법

3) 출하 시의 선입선출방법

바. 작업원의 건강관리 및 건강상태의 파악·조치방법

사. 작업원의 수세, 소독방법 등 위생에 관한 사항

아. 작업실 등의 청소(필요한 경우 소독을 포함한다. 이하 같다) 방법 및 청소주기

자. 작업실 등의 청소에 사용하는 약품 및 기구

차. 청소상태의 평가방법

카. 제조시설의 세척 및 평가

1) 책임자 지정

2) 세척 및 소독 계획

3) 세척방법과 세척에 사용되는 약품 및 기구

4) 제조시설의 분해 및 조립 방법

5) 이전 작업 표시 제거방법

6) 청소상태 유지방법

7) 작업 전 청소상태 확인방법

타. 해충이나 쥐를 막는 방법 및 점검주기

파. 다음 사항이 포함된 시험지시서

1) 품명, 제조번호 또는 관리번호, 제조연월일

2) 시험지시번호, 지시자 및 지시연월일

3) 시험항목 및 시험기준

하. 검체의 채취자, 채취량, 채취장소, 채취방법(그 특질을 고려한 검체채취방법) 및 채취 시 주의사항과 채취 시의 오염방지대책

거. 원료한약재를 장기간 보관하는 경우의 재시험검사 기준을 설정하는 사항

너. 원료한약재의 표본 및 완제품의 보관용 검체의 보관에 관한 사항

더. 시험결과를 관련 부서에 통지하는 방법

러. 시험시설 및 시험기구의 점검

머. 표준품 및 시약의 관리

버. 위탁시험 또는 위탁제조하는 경우 검체의 송부방법 및 시험결과의 판정방법

서. 그 밖에 제3.2호의 제조부서 책임자 및 제3.3호의 품질부서 책임자의 의무 이행에 관련된 세부기준 등 필요한 사항

5. 문서

5.1 문서의 작성

가. 제4호의 기준서에 따른 지침과 방법서는 명확하게 문서화하여야 한다.

나. 모든 문서의 작성 및 개정·승인·배포·회수 또는 폐기 등 관리에 관한 사항이 포함된 문서관리규정을 작성하여야 한다.

다. 문서는 알아보기 쉽게 작성하여야 하며 작성된 문서에는 제조부서 책임자 또는 품질부서 책임자의 서명과 승인 연월일이 있어야 한다.

라. 문서의 작성자·검토자(또는 확인자) 및 승인자는 서명을 등록한 후 사용하여야 한다.

마. 모든 기록문서는 작업과 동시에 작성되어야 하며 지울 수 없는 잉크로 작성하여야 한다. 기록문서를 수정하는 경우에는 수정하려는 글자 또는 문장 위에 선을 그어 수정 전 내용을 알아볼 수 있도록 하고 수정된 문서에는 수정 사유, 수정 연월일 및 수정자의 서명이 있어야 한다.

바. 문서를 개정할 때는 개정 사유 및 개정 연월일 등을 적고 제조부서 책임자 또는 품질부서 책임자의 승인을 받아야 하며 정기적으로 점검하여 최근에 개정된 것인지를 확인하여야 한다. 개정 전의 것도 일정기간 보존하여야 한다.

5.2 문서의 관리

가. 모든 기록문서(전자기록을 포함한다)는 해당 제품의 사용기한 경과 후 1년간 보존하여야 한다. 다만, 별도로 규정하는 경우 그 사유와 보존기한을 명확하게 정하여야 한다.

나. 전자문서 시스템의 경우에는 허가된 사람만이 입력, 변경 또는 삭제할 수 있으며 자기테이프, 마이크로필름, 백업 등의 방법으로 기록의 훼손 또는 소실에 대비하고 필요시 판독 가능한 방법으로 출력하여야 한다.

6. 품질관리

6.1 시험관리

가. 의뢰한 시험별로 다음의 사항이 포함된 시험성적서를 작성하여야 한다. 시험성적서는 시험의뢰서와 시험지시서를 통합하여 작성하거나 관리할 수 있다.

  1) 품명, 제조번호 또는 관리번호, 제조 연월일

  2) 시험번호

  3) 접수, 시험 및 판정 연월일

  4) 시험항목, 시험기준, 시험결과 및 항목별 적격·부적격 결과

  5) 판정결과

  6) 시험자의 성명, 판정자의 서명 및 중간 검토자의 서명

나. 원료약품, 자재, 반제품 및 완제품은 적합판정이 된 것만을 사용하거나 출하하여야 하며, 기준일탈 또는 편향이 있는 경우에는 그 사유를 조사한 후 처리하여야 한다.

다. 원료약품 및 자재의 품질이 계속적으로 균질하여 시험성적에 충분한 신뢰성

이 보증되는 경우에는 절차와 기준을 문서로 정하여 입고될 때마다 필요 항목만 검사할 수 있다. 다만, 확인시험 및 육안검사는 반드시 하여야 하며, 정기적으로 모든 항목을 시험하여야 한다.

라. 시험기록(시험 근거자료를 포함한다)이 정확하고 설정된 기준에 맞다는 것을 확인하는 중간검토자를 두어야 한다.

마. 완제품의 출하승인을 위한 평가는 제조기록서와 완제품의 시험결과를 종합하여 판정하여야 한다.

바. 그래프, 계산식 등 시험에서 얻은 모든 기록(전자기록을 포함한다)은 보존하여야 한다.

사. 시험용 검체는 오염되거나 변질되지 않도록 채취하고, 채취한 후에는 원상태와 같이 포장하며, 검체가 채취되었음을 표시하여야 한다.

아. 시험기기, 계측기 및 기록계는 미리 정한 계획서에 따라 정기적으로 교정·기록하여야 한다.

자. 원료약품 및 완제품의 보관용 검체는 제조단위 또는 관리번호별로 채취하고, 보관용 검체 중 원료약품은 투입된 완제품의 마지막 제조단위, 완제품은 해당 제조단위의 사용기한 경과 후 1년간 보관하여야 한다.

차. 원료약품 및 완제품의 보관용 검체와 시판용 제품의 포장형태는 동일하여야 하며, 규정된 시험항목을 2회 이상 시험할 수 있는 양을 규정된 보관조건에서 보관하여야 한다. 다만, 시판용 제품이 대형 포장인 경우에는 대형 포장에 소량 검체를 보관하거나 대형 포장과 동일한 재질의 소형 포장에 보관할 수 있다.

카. 표준품 및 검체에 대한 관리상황을 기록하여야 한다.

타. 표시재료는 기재사항이 변경될 때마다 규정에 맞는지를 확인하고 변경된 표시재료를 보관하여야 한다.

파. 한약재와 접촉하는 포장재료는 한약재를 변질시키거나 인체에 유해한 재료가 아닌지를 확인한 후 사용하여야 한다.

하. 원료한약재는 형태학적·이화학적 품종관리와 표본관리를 하여야 하며 동일한 원료한약재로서 표본과 다른 경우 품종에 따른 성분의 차이, 재배 시의 유해물질 사용 여부 등 재배지 정보수집 등을 통하여 품질관리를 철저히 하여야 한다.

거. 원료약품 및 완제품 품질관리 시 시험항목과 오염물질의 특성에 따라 품질보증을 위한 합리적인 방법을 마련하여 일부 항목 또는 검사를 생략할 수 있다.

7. 제조관리

7.1 제조공정관리

가. 제품의 제조단위마다 다음 사항이 포함된 제조기록서를 작성하여야 하되, 제조기록서는 제조지시서와 통합하여 작성할 수 있다.

  1) 제품명

  2) 제조번호, 제조 연월일 및 사용기한

  3) 제조단위

  4) 원료약품의 분량, 제조단위당 실 사용량 및 시험번호와 실사용량이 기준량과 다를 경우에는 그 사유 및 산출근거

  5) 중요공정에서의 작업원의 성명, 확인자의 서명, 작업 연월일 및 작업시간

  6) 사용한 표시재료의 시험번호 또는 관리번호와 견본

  7) 특이사항(관찰사항 등)

나. 해당 작업에 종사하지 않는 사람의 작업소 출입을 제한하여야 한다.

다. 작업 전에 시설 및 기구의 청결상태를 확인하여야 한다.

라. 혼동이 우려되는 품목의 경우 작업 중인 작업실과 보관용기 및 기계·설비에는 제품명과 제조번호 등을 표시하여야 한다.

마. 원료한약재 관리번호

    원료한약재의 기원, 산지, 채취시기 등이 동일하여 채취상의 균일성이 기

대되는 각 납품단위별로 관리번호를 설정하는 것을 원칙으로 한다.

바. 완제품 제조단위

1개 이상의 관리단위의 원료약품을 가지고 동일한 제조공정을 거쳐 제조한 것을 하나의 제조단위로 한다.

사. 원료한약재의 세척

흙, 모래, 이물 등은 압축공기나 흐르는 물로 세척하되, 원료한약재에 따라 수용성 성분의 용해를 최소화하기 위해 세척시간은 최대한 단축한다.

아. 건조

1) 수분에 의한 가수분해, 효소에 의한 변질, 미생물의 오염, 충해 등이 발생하지 않도록 충분히 건조한다.

2) 건조 시에는 별도의 규정이 없으면 60℃ 이하에서 건조한다.

3) 열에 불안정하거나 휘발성분이 함유된 것은 저온에서 건조한다.

자. 세척용수 및 제조용수로는 상수(上水)를 사용한다.

7.2 포장공정관리

가. 다른 한약재나 다른 제조단위를 동시 또는 연속하여 포장할 경우에는 한약재 상호 간의 혼동과 자재 상호 간의 혼동이 일어나지 않도록 작업실을 구획하는 등 적절한 방안을 마련하여야 한다.

나. 혼동이 우려되는 품목의 경우 포장작업 중인 작업실, 포장라인 또는 기계·설비에는 제품명과 제조번호를 표시하여야 한다.

다. 포장작업을 시작하기 전에 이전 작업의 포장재료가 남아 있지 않은 지를 확인하여야 한다.

라. 표시재료는 인수량과 사용량을 관리하여야 하며, 그 명세를 제조기록서에 기록하여야 한다.

마. 포장작업이 끝나면 자재의 인수량과 사용량을 비교하여 차이가 있을 경우에는 원인을 조사하여야 하며, 사용하고 남은 자재는 입고·출고 내용을 기록하고 자재보

관소로 반납하거나 폐기하여야 한다. 다만, 제조번호 등을 인쇄한 표시재료는 폐기하여야 한다.

바. 제품의 표시사항과 포장의 적합 여부를 확인·기록하여야 한다.

사. 포장작업이 완료된 완제품은 품질부서의 적합판정이 나올 때까지 다른 제품과 혼동되지 않도록 보관하여야 한다.

아. 한약재의 용기나 포장에 대하여 필요한 경우에는 기밀 또는 밀봉 등의 시험·검사를 하여야 한다.

자. 제조기록서에는 포장작업을 한 작업원의 성명과 확인자의 서명을 기재하여야 한다.

7.3 반품 및 재포장

가. 반품된 제품에 대하여는 품목명, 제조번호, 수량, 반품사유, 반품업소 및 반품일와 그 처리명세 및 처리일 등 반품에 관한 내용을 기록하여야 한다.

나. 유통과정에서 반품된 제품으로서 다음 사항을 모두 만족한 경우에는 재입고 또는 재포장할 수 있다.

 1) 적절한 조건에서 보관되었다는 것이 확인된 경우
 2) 직접용기가 파손되지 않은 경우
 3) 사용기한이 충분히 남아 있는 경우
 4) 시험·검사 결과 품질기준에 맞다는 것이 확인된 경우

다. 재입고 또는 재포장 작업은 품질부서 책임자의 승인이 있어야 하며, 재포장을 하는 경우에는 품목 및 제조번호에 따라 재포장을 지시하고 기록서에 의하여 작업하고 적합으로 판정된 후 입고하여야 한다.

라. 재포장한 제품에는 제조번호 등에 재포장한 것임을 나타내는 표시를 하여야 하며, 사용기한을 변경해서는 안 된다.

마. 재입고 또는 재포장할 수 없는 반품인 경우에는 따로 보관하고, 규정에 따라 신속하게 폐기하여야 한다.

8. 제조위생관리

 8.1 작업원의 위생

  전염성 질환 등으로 인하여 한약재의 품질에 영향을 미칠 수 있는 작업원은 한약재와 직접 접촉하는 작업에 참여해서는 안 된다.

 8.2 작업소의 위생관리

  가. 오염과 혼동을 방지하기 위하여 정리정돈을 잘하고 청결을 유지할 수 있도록 청소하여야 한다.

  나. 작업소 및 보관소에 음식물을 반입하거나 같은 장소에서 흡연을 하여서는 안 된다.

  다. 해충이나 쥐를 막을 대책을 마련하고 정기적으로 점검·확인하여야 한다.

 8.3 제조설비의 세척

  가. 제조설비의 세척에 사용하는 세제 또는 소독제는 잔류하거나 적용하는 표면에 이상을 초래하지 않는 것이어야 한다.

  나. 세척한 제조설비는 다음 사용 시까지 오염되지 않도록 유지·관리하여야 한다.

  다. 제조설비의 세척은 세척 작업원, 세척 작업일 및 세척에 사용된 약품 등을 기록한 세척기록과 그 기계·설비를 사용한 품목 등 사용기록을 날짜순으로 작성하여 갖추어 두어야 하되, 세척기록과 사용기록은 통합하여 작성할 수 있다.

9. 원료약품, 자재 및 제품의 관리

 9.1 입고관리

  가. 반입된 원료약품 및 자재는 시험결과 적합판정이 날 때까지 격리·보관하여야 한다. 다만, 적합판정을 받은 원료약품 및 자재와 확실하게 구분할 수 있는 대책이 마련되어 있는 경우에는 그렇지 않다.

  나. 반입된 원료약품 및 자재의 외관 및 표시사항을 확인하고 제조번호가 없는 경우에는 관리번호를 부여하여 겉포장의 먼지를 제거한 후 보관하여야 한다.

  다. 원료약품 및 자재가 반입되면 제조단위 또는 관리번호별로 시험용 검체를 채취하고 시험 중임을 표시하며, 검체의 용기·포장에 검체명, 제조번호, 채취일, 채취자 등을 표시하여야 한다.

9.2 보관관리

가. 보관업무에 종사하지 않는 사람의 보관소 출입을 제한하여야 한다.

나. 원료약품, 자재, 완제품, 부적합품 및 반품된 제품은 각각 구획된 장소에 종류별로 보관하여야 한다. 다만, 원료약품, 자재 및 완제품이 혼동을 일으킬 우려가 없는 시스템에 의하여 보관되는 경우에는 그렇지 않다.

다. 원료약품, 자재 및 완제품은 제조번호 또는 관리번호별로 시험 전후를 표시하고 구분·보관하여야 한다. 다만, 자동관리 시스템인 경우에는 표시를 생략할 수 있다.

라. 원료약품, 자재 및 완제품은 바닥과 벽에 닿지 않도록 보관하고 선입선출에 의하여 출고할 수 있도록 정리·보관하여야 한다.

마. 시험결과 부적합으로 판정된 원료약품 및 자재는 부적합 표시를 하여 다른 원료약품 및 자재와 구별하고 신속하게 처리하여야 한다.

바. 원료약품, 자재, 반제품 및 완제품은 품질에 나쁜 영향을 미치지 않는 조건에서 보관하여야 한다.

사. 표시재료는 제품별, 종류별로 구분·보관하여야 하며 표시내용이 변경된 경우에는 이전의 자재와 섞이지 않도록 하기 위한 조치를 마련하여야 한다.

9.3 원료한약재의 보관관리

가. 원료한약재는 적합판정된 원료한약재와 구획하여 보관하여야 한다.

나. 보관소는 적절한 온도 및 습도가 유지되도록 정기적으로 점검·기록하여야 한다.

다. 쥐, 해충, 미생물 등으로부터 오염되지 않도록 관리하여야 한다.

라. 곰팡이의 증식과 충해를 방지하기 위하여 약제를 살포하거나 훈증하는 경우 약전(藥典)에 따르고, 약제살포 및 훈증 기록은 3년간 보존한다.

마. 되도록 기원, 산지, 채취시기 등을 표시하여 구분·관리하는 것을 원칙으로 한다.

바. 방향성 성분을 함유한 원료한약재는 성분이 날아가는 것을 방지하기 위하여 기체 투과를 방지할 수 있는 포장재를 사용하여 포장하고 저온에 보관한다.

사. 원료한약재는 통상 60℃ 이하에서 건조하며 정유를 함유하고 있는 원료한약재는 정유(精油)가 날아가는 것을 방지하기 위하여 저온에서 보관한다.

9.4 출고관리

가. 출고는 선입선출방식으로 하여야 하며, 그렇지 않은 경우에는 타당한 사유가 있어야 한다.

나. 원료약품 및 자재는 시험결과 적합으로 판정된 것만을 작업소로 보내야 한다.

다. 완제품은 품질부서 책임자가 출하승인한 것만을 출하하여야 하며 제품명, 제조번호, 출하일, 거래처 및 수량 등을 기록·관리하여야 한다.

10. 불만처리 및 제품회수

가. 제품에 대한 불만을 효과적으로 처리하기 위하여 불만처리규정을 작성하고 불만처리위원회를 구성하여 운영하여야 한다.

나. 소비자로부터 불만을 접수한 경우에는 신속하게 불만내용을 조사하여 그 원인을 규명하고, 재발방지대책을 마련하며 소비자에게 적절한 조치를 하여야 한다.

다. 불만처리기록에는 다음 사항이 포함되어야 한다.

  1) 제품명 및 제조번호

  2) 불만제기자의 이름 및 연락처

  3) 불만 접수 연월일

  4) 불만내용

  5) 불만처리 결과 및 조치사항

라. 출하된 제품에 중대한 결함이 있는 경우에는 신속히 조치하고 그 기록을 보존하여야 하며, 재발방지대책을 수립하여 시행하여야 한다.

마. 회수품은 격리·보관하고 정해진 규정에 따라 조치하여야 한다.

11. 자율점검

가. 계획을 수립하여 자체적으로 제조 및 품질관리가 이 기준에 맞게 이루어지고 있는지를 정기적으로 자율점검을 하여야 한다. 다만, 기준일탈이나 제품회수가 빈번하게 발생하는 등 특별한 경우에는 추가로 실시하여야 한다.

나. 자율점검을 실시할 수 있는 사람은 품질부서 책임자 또는 품질부서 책임자가 지정하는 사람으로서 이 기준에 대한 지식과 경험이 풍부한 사람이어야 하며, 필요한 경우에는 외부 전문가에게 의뢰하여 실시할 수 있다.

다. 자율점검은 사전에 목적·범위 등을 정하여 실시하며, 자율점검 후에는 그 결과와 개선요구사항 등이 포함된 보고서를 작성하여야 하고, 개선요구사항에 대해서는 기한을 정하여 개선하여야 한다.

12. 교육 및 훈련

가. 교육책임자 또는 담당자를 지정하고 교육·훈련의 내용 및 평가가 포함된 교육·훈련규정을 작성하여야 하되, 필요한 경우에는 외부 전문기관에 교육을 의뢰할 수 있다.

나. 작업원에 대한 교육·훈련은 연간계획을 수립하여 실시하며, 작업원이 맡은 업무를 효과적으로 수행할 수 있도록 제조·품질관리와 그 밖에 필요한 사항에 대하여 실시하여야 한다.

다. 교육 후에는 교육결과를 평가하고, 필요하면 재교육을 하여야 한다.

13. 실태조사 등

13.1 평가

가. 식품의약품안전처장 또는 지방청장은 이 기준의 적용대상이 되는 한약재에 관한 제출자료가 이 기준에 적합한지를 평가한다.

나. 가목에 따른 평가를 하려면 해당 한약재는 품목별로 3개 제조단위 이상에 대하여 이 기준을 적용한 실적이 있어야 한다.

13.2 판정

가. 식품의약품안전처장 또는 지방청장은 제13.1호에 따른 평가 시 관련 단체에 제출자료에 대한 검토를 의뢰할 수 있다.

나. 식품의약품안전처장 또는 지방청장은 품목별로 이 기준에 맞는지를 판정하기 위하여 제조소에 대한 실태조사를 실시할 수 있다.

다. 한약재의 제조업자 등은 수익자부담원칙에 따라 실태조사에 필요한 경비의 전부 또는 일부를 부담한다.

13.3 조사관

가. 식품의약품안전처장은 제13.2호나목에 따른 실태조사를 철저히 하기 위하여 법 제78조제1항에 따른 약사감시원 중에서 이 기준에 맞는지를 판정하는 조사관(이하 이 표에서 "조사관"이라 한다)을 둔다.

나. 조사관은 다음의 어느 하나에 해당하는 사람으로서 민간위탁 교육기관의 한약재 제조 및 품질관리기준 조사관 교육을 이수한 사람 중에서 임명한다.

 1) 약사 또는 한약사

 2) 이 기준에 대한 풍부한 지식과 경험을 가진 사람

13.4 기타

가. 식품의약품안전처장은 교육전문기관 또는 단체에 이 기준에 관하여 지도·교육을 의뢰할 수 있다.

나. 식품의약품안전처장은 이 기준을 실시하기 위하여 이 기준의 실시에 관한 세부 사항을 정할 수 있다.

한약재 GMP 해설서

초판 인쇄 2014년 05월 26일
초판 발행 2014년 05월 29일
저자 식품의약품안전처
발행인 김갑용
발행처 진한엠앤비
주소 서울시 서대문구 독립문로 14길 66 210호
　　　(냉천동 260, 동부센트레빌아파트상가동)
전화 02) 364 - 8491(대) / **팩스** 02) 319 - 3537
홈페이지주소 http://www.jinhanbook.co.kr
등록번호 제313-2010-21호 (등록일자 : 1993년 05월 25일)
ⓒ2014 jinhan M&B INC, Printed in Korea

ISBN 978-89-8432-662-0 (93510)　　　[정 가 : 12,000원]

☞ 이 책에 담긴 내용의 무단 전재 및 복제 행위를 금합니다.
☞ 잘못 만들어진 책자는 구입처에서 교환해드립니다.
☞ 본 도서는 공공데이터포털에서 공식 허가를 받고 출간된 도서입니다